Seadove

# 保證把病人醫死的醫生，竟然還做了三十年

許禮安——著

臨終三件大事
交代後事
完成心願
了結心事

安寧療護可以給末期病人更高品質的服務，
讓病人減少痛苦的活到最後，
而不是痛苦哀號到死為止。

# 我圓滿要在安寧療護待三十年的發願

（代序）

轉眼安寧療護已佔據我一半的人生！

在我三十足歲的前一個月（民國八十四年八月），被花蓮慈濟醫院外派到台大醫院6A緩和醫療病房受訓，從此走入安寧療護的不歸路，轉眼竟然即將圓滿當初在慈濟靜思精舍說「要在安寧療護待三十年」的發願。我前半段在花蓮從事安寧療護的經歷，已經寫在另一篇序文。我民國九十七年初因為生病，離開努力十五年的花蓮（但我的戶籍和房子都留在花蓮），回到故鄉高雄市，展開我後半段的安寧療護旅程，開始跨界進行「安寧療護與生死學」的社會教育，到現在已經滿十七年。當年滿是荊棘之路，如今尚未遍地花開，安寧人仍須前仆後繼，我真正用盡全部心力在推動的，其實是「醫療體系的人性化改革」。

過去十七年來，從民國九十七年統計到一一三年，我進行「安寧療護與生死學」相關演講已有三千五百零六場，總共九千九百六十七點五小時，共計十五萬零九百四十七人次，總計三十七萬一千七百五十八人時（以每場的「人數」乘以「小時」，

加總得到的數字)。到今(一一四)年二月五日突破一萬小時!其實中間有個轉折,除了民國九十七年和一〇一年之外,我有十年是每年都超過兩百場的演講,到一〇九年因為「新冠肺炎」而被取消許多現場演講,驟降到一百五十三場,接著一一〇年疫情進入三級警戒,更是急降至只剩一百零三場演講。

我只好克服對著電腦螢幕自言自語的強大心理障礙,從民國一一一年開始舉辦免費網路課程,包括「安寧療護」、「生死關懷」、「余德慧人文療遇生命網路讀書會」(「遇見」的「遇」!)。我都說:「網路課程最大的問題是:我講笑話聽不到笑聲!」根本不知道自己講的是冷笑話還是真幽默?但網路課程的好處是可以錄影,不需要買器材、找專人。我說:總要先有內容,才有東西可以後製剪接,將來可以當「有土伯(yutuber)」,甚至死後繼續在網路流傳「為害人間」!是的,我從來不想當好人,而是立志當禍害,因為俗話說:「好人不長命,但禍害貽千年」,不過我是立志要當壞人的禍害!

**練習接變化球A計畫不行就B計畫!**

雖然我早在去(一一三)年十一月底,就已經擬定好「一一四年七~八月許禮安醫師圓滿安寧療護三十年系列活動」A計畫假日課表和B計畫週間課表,原本叫做「告別安寧療護三十年」,很多人覺得不吉利,才改為「圓滿安寧療護三十年」。但是實際進度一直拖延,因為在「新冠肺炎」疫情之前,「高雄

市張啓華文化藝術基金會」就已決定縮編，三位執行秘書都約滿離職，只剩我一人是「執行長兼工友」。因此我舉辦越多的活動與課程，就是處罰自己做到累死，演講接或辦得越多，我就得做越多的成果冊，我都說：「我等於是搬石頭砸自己的腳」！

我一直拖延著今年七、八月的活動進度，過完國曆新年接著農曆春節連續假期，過完元宵節和西洋情人節，眼看就要迎接二二八和平紀念日。在二月十九日週三這天終於一舉寄出兩封關鍵信函：一封電郵是跟長期合作的天主教高雄聖功醫院醫教會商借演講場地，總共在七、八月的暑假期間，有九個假日全天共五十四小時的安寧療護全天研習課程，當然都是我演講；另一封就是用臉書私訊給過去幫我出版十多本書的海鴿文化羅老闆，請他考慮再幫我出一本新書。先把球投出去，再來接招，我以前在花蓮慈濟醫院學到：「要練習接變化球！」因為「計畫永遠趕不上變化！」

新冠肺炎之後，我在天主教高雄聖功醫院，對每兩個月一梯次的ＰＧＹ醫師演講安寧療護主題三到四個半天，我拜託邀我去協助臨床教學的家醫科主任和安寧病房負責醫師，高醫優秀學妹張薰文醫師幫忙，她請醫教會的姑娘查閱五樓大禮堂登記表發現：原來七、八月是該院假日辦課程的大月，竟然就剛好剩下不規則的九天。我說：「感覺是留給我用的呀！拜託都幫我訂下來，演講日期就改成這九天。」接下來就是院內簽呈的流程與租借場地費用的協商，暫且略過不表。場地確定之後，我還有申請

「安寧療護」與「長期照護」繼續教育時數的工作。

三年未出為安寧療護三十年再出書！

我寫臉書私訊給羅老闆：「今天鼓起勇氣詢問您：今年暑假是我從事安寧療護圓滿三十年，不知是否可能再幫我出一本新書，配合我暑假舉辦紀念活動可以義賣，如果可行，再來商討細節。」沒想到羅老闆「阿莎力」的一口答應，要我趕快「進稿」！我把過去幾年所寫的安寧療護文章分類整理，直到三月四日週二早上才交稿。我寫道：「抱歉這次分成六個檔案，總計超過十六萬字，因此構思：A計畫，出成兩本；B計畫，先出一本；C計畫，只出一本。由您決定。第五部分因為是訪談與提問回應，可能有些內容重複，接下來就要麻煩您了！」

三月十九日週三接到羅老闆言簡意賅的私訊：「開會決定分二本出，一至三章、四至五章各分一本，你得再給我個序！」我只能回：「哇！好的！感恩！」這就是這篇序文的由來！我大概算得上是台灣「安寧療護界」出版最多本書的醫師，即使我絕版的書都已超過十本，還是維持一貫與眾不同的特色：歷年來出書從未找人寫推薦序！我總覺得：「好漢做事好漢當」，自己寫的書，好壞由自己承擔，不要拖別人下水或者當墊背！甚至有某知名醫師找二十位寫推薦序，光序文就佔該書篇幅的三分之一，要靠名人背書來賣書，我的臉皮還沒這麼厚！

我過去跟著恩師余德慧教授，民國八十八到九十四年在國

立東華大學族群關係與文化研究所碩士在職專班，自稱把碩士當成國小來唸，當時就已經出書，卻不敢自不量力的請他寫序，如今他已仙逝十三年！我在三十足歲之前，一頭栽進安寧療護領域，到今年暑假就滿三十年，而我已將邁入「花甲之年」。我最近三年未曾出書，沒有能力像楚莊王「三年不飛，一飛沖天；三年不鳴，一鳴驚人」！回首前塵往事，要感恩的人真的太多，其中讓我能在台灣出版界佔一席之地，成為號稱「醫師作家」而「浪得虛名」的貴人，當然就是海鴿文化的羅老闆！我不敢說他「慧眼識英雄」，雖然他確實獨具「慧眼」，只可惜我不是「英雄」啊！

許禮安114-03-25（二）亥時完稿/高雄安居
許禮安114-03-26（三）辰時定稿/高雄市張啓華文化藝術基金會

# 目錄 | Contents

代序：我圓滿要在安寧療護待三十年的發願

/第一部分/
## 安寧療護與觀念澄清

| | |
|---|---|
| 食道癌新聞與安寧療護 | 12 |
| 從老小融合談孤獨老與孤獨死 | 15 |
| 病人自主權利法的病情告知 | 18 |
| 接受安寧療護可延長壽命 | 21 |
| 預立醫療指示的美台差距 | 24 |
| 醫護人員的無知詐騙民眾 | 26 |
| 關於「未完成」的悲傷 | 29 |
| 安寧療護重點是善生善別而不是善終 | 31 |
| 安寧療護絕對不是放棄治療 | 34 |
| 安寧療護會耗費醫療資源，應該安樂死？ | 37 |

| 關於「推廣靈性關懷計畫」的省思 | 39 |
| 血液腫瘤科說現在不適合安寧療護？ | 44 |
| 關心病人身心靈，就罰寫護理紀錄？ | 47 |
| 先求有安寧病房，再講究照護品質 | 50 |
| 安樂死簡單省事又省錢 | 53 |
| 安寧療護是末期病人的紓困方案 | 57 |
| 以病人為中心卻聽從家屬 | 61 |
| 關於疼痛控制的故事 | 66 |
| 預立醫療照護諮商觀念兼談<br>「安寧緩和醫療條例」與「病人自主權利法」 | 73 |
| 斷食不一定能善終 | 81 |
| 談安寧療護的善終迷思 | 85 |
| 安樂死合法？亂搞！ | 97 |
| 幫你安樂死？幼稚！ | 99 |
| 生死學課後關於安樂死的思考 | 102 |

/第二部分/
## 安寧療護的訪談記錄

| | |
|---|---|
| 中元節和小虎文談生死與安寧療護 | 110 |
| 不想做完死亡套餐再死！這張你一定要簽！ | 118 |
| 《小世界新聞網》—許禮安談安寧療護 | 129 |
| 長庚科大醫師節講座—提問與事後回應 | 143 |
| 自助吧，康琪祥錄音訪談—許禮安醫師回應 | 159 |
| 高雄廣播電台，安寧療護的醫病溝通—訪談許禮安 | 172 |
| 警廣高雄分台—從繪本談生死教育 | 188 |
| 推廣安寧療護的初衷與夢想—醫護教育與人文陶養 | 199 |

## 附錄

許禮安醫師簡歷

第一部分

# 安寧療護與觀念澄清

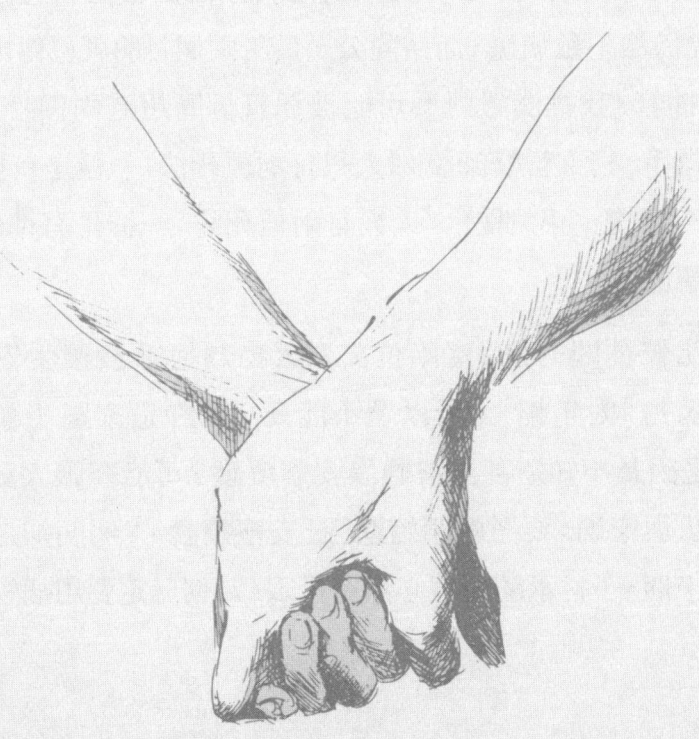

# 食道癌新聞與安寧療護

　　本週資深藝人安迪、裕隆集團董事長嚴凱泰兩人，分別是在57歲和54歲因食道癌病逝，英年早逝，相當令人惋惜。看在我這「五年級生」、三年前就開始自稱「半百老翁」的安寧醫師眼中，更是觸目驚心。因為我從事安寧療護已二十多年，比一般人更關心的新聞內容是：這兩位公眾人物竟然都是插管而死！

　　根據相新聞報導：資深藝人安迪已經被插管搶救將近一個月，終究仍然不敵病魔；而裕隆公司員工兩個月前就已傳出董事長住院插管，我推測嚴凱泰可能被插管折磨超過兩個月，死神才終於得手。柯文哲醫師說：「人只有兩種死法：一種是有插管，一種是沒插管。」我則說：「人只有兩種死法：一種是有準備，一種是沒準備。」

　　我比較納悶的是：這兩位公眾人物為何都沒接受安寧療護？是因為「太年輕」，所以還不能死？也許是家屬不願意放手？還是因為不知道甚至沒聽過安寧療護？可能醫護人員沒有告知病人與家屬：要考慮開始進行「安寧療護」？明明知道食道癌已經末期，不肯承認醫療必然有極限，為何一定要用插管來為

病人（親人）送終？

陶大偉、孫越、張小燕「三劍客」，曾幫安寧照顧基金會拍廣告「對於死亡，要看、要聽、要說」。可惜的是根據新聞報導：陶大偉肺癌病逝，並未住進安寧病房，孫越因慢性阻塞性肺病被插管，好像沒脫離插管就過世。我現在只能期待：張小燕將來萬一末期時，可以住進安寧病房，幫「安寧療護宣導」拍最後一個公益廣告。

我不想詛咒任何人，只想要提醒大眾，和我提醒醫護人員一樣：「我們有一個最真實的身分：就是有一天我會成為家屬，最後總有一天我自己會變成末期病人。」真相是：末期病人都希望不要繼續受折磨，可是家屬卻希望和親人長相左右，於是家屬就會聯合醫護人員繼續折磨末期病人到死為止！

我真心希望以後看到公眾人物逝世的新聞都是：在某醫院「安寧病房」安詳離世，或在自己家中接受「安寧居家療護」，在親人環繞下自在往生。最好不要是這樣的下場：在急診被醫護人員積極搶救數小時後宣告無效，或在加護病房被插滿管路、接滿監控儀器、五花大綁，飽受痛苦折磨後終於離開人世。

【食道癌醫療常識】
台灣每年新診斷食道癌病人約2,500人左右,九成以上都是男性,男性好發年齡層約在50-60歲。近年來台灣男性發生食道癌有年輕化的趨勢,可能與飲食及生活習慣有關,包括喝酒、吸菸、嚼檳榔等習慣,特別是濃度高的烈酒,更是誘發食道癌的危險因子。
食道具有彈性,早期出現腫瘤很難發現,通常等到出現症狀,例如吞嚥困難、喉嚨卡卡、常咳嗽清痰、胸口灼熱等,甚至咳血、呼吸困難、胸痛,可能已經是末期。據統計,台灣食道癌病人被診斷時,有超過六成以上已經是第3-4期。

許禮安107-12-05(三)午時初稿/高雄市張啓華文化藝術基金會
許禮安107-12-06(四)巳時定稿/高雄市張啓華文化藝術基金會

# 從老小融合談孤獨老與孤獨死

我曾經寫過一篇「假裝是論文」的長篇文章：〈結合銀髮志工、老人長照與末期安寧的「安寧田園社區」概念〉，發表於2016-10-28長榮大學「『長照、托育暨就業』三合一照顧體系之整合」研討會，裡面提到：「生死學大師的『老小融合』夢想」，摘要如下：

全球生死學大師與死亡心理學先驅伊麗莎白・庫伯勒－羅絲醫師說：「我們必須要開發出將養老院與托兒所結合在一起的照護場所，這樣一來，老人與小孩同時都能獲得撫觸、愛與擁抱，他們互相陪伴，共同分享歡笑與淚水。老人可以幫忙哄孩子睡覺、陪想家的孩子玩、說故事給他們聽或是一起作夢，這樣他們也比較不會變痴呆。」

確實，從過去到現在，我們的照顧體系，都是孤兒院（或托兒所）和養老院各自獨立、互不往來。大人總是覺得小孩抵抗力不好，不要帶去醫院，甚至不願意帶孩子去探望他們住院中的祖父母長輩，而一般大眾把安養機構和醫院視為同樣等級的危險場所。

高雄市立大同醫院（委託高醫經營）在大同國小，改建學校閒置空間成為失智老人日間照護場所。這件事對教育局、社會局、衛生局，都是超級困難的一步。我認為：這才開始踏出第一步而已，接下來更艱鉅的任務是：如何推動「老小融合」的觀念。

高雄市早有「社區大學」借用校舍，但卻形同「楚河漢界」，這只是小孩和正常大人的分別而已，更別說小孩（與家長）和失智老人的巨大隔閡。如果沒有處理好，不只會把學校分成「老死不相往來」的兩區，甚至導致家長紛紛幫孩子轉到「正常」的小學，大同國小可能落入被關掉的命運，直到全部改成安養中心為止。（以上節錄）

我去高雄市育英醫護管理專科學校「老人服務事業管理科」協同教學，我問大家：「從小和阿公阿嬤外公外婆任何一位很親的舉手？」結果只有個位數。於是我說：「你連自家的老人都不去服務、不願意或沒時間去陪伴，來讀老服科就算能畢業，我才不相信你可以陪伴老人、將來可以有愛心和耐心去服務其他老人！」

學校老師不教育孩子和家長去陪伴自家老人，甚至在有形和無形當中把老人隔開，只管眼前自己省事、少麻煩就好，將來老師和家長自己也會成為老人，就註定自己必須「孤獨老」和「孤獨死」，不要希望孩子和年輕人會來陪伴你，因為這是家庭教育和學校教育的雙重失敗，而且也是「老小融合」社會教育的

大失敗！

　　日本已經開始討論「孤獨死」，就是獨居老人死很久才被發現，台灣新聞媒體報導這種事，偏向定位成「人間悲劇」，但是日本人認為「孤獨死」其實算是「善終」！因為太慢被發現，所以死前沒有被插管、電擊，過程有可能是安詳往生；反而太早被發現，免不了被一一九送到醫院急診室，飽受安寧界所謂的「死亡套餐」：插管、電擊、接呼吸器、進加護病房，這樣有比較好死嗎？

許禮安107-12-21（五）未時/高雄市張啓華文化藝術基金會

# 病人自主權利法的病情告知

公告三年後施行的「病人自主權利法」，終於在今(108)年1月6日開始施行。昨天二二八放假，預定去台中谷關「松風谷」包場露營三天兩夜，在往台中高速公路的塞車陣裡，借老婆手機看公視節目「南部開講」(2月22日)，竟然三位與談來賓都是我認識的：奇美醫院謝宛婷醫師、高醫黃裕雯護理師和自由業根秀欽講師。但是看著看著忽然發現：媒體好像漏了一件最重要的事情，就是「病情告知」。

我在二二八前一天早上到屏東大仁科技大學護理在職班，就是講這個主題：「安寧緩和醫療條例(以下簡稱「安寧條例」)和病人自主權利法(以下簡稱「病主法」)」。我問這群在護理現場的學生：「請問這兩個法跟你有關嗎？」就有些人回答：「無關」。我不客氣地說：「就算你將來不當護理師，我跟你保證你家裡一定會出末期病人。因為你有一天會成為家屬，最後自己必然會成為末期病人。」

「安寧條例」第八條：「醫師應將病情、安寧緩和醫療之治療方針及維生醫療抉擇告知末期病人或其家屬。但病人有明確

意思表示欲知病情及各種醫療選項時，應予告知。」

　　過去「醫師法」和「醫療法」都只有「告知病人或其家屬」，「或」是二選一，醫師只要告訴家屬就不違法。病人要求知道病情，醫師不敢講，因為家屬要求不要告訴病人。而且病人會死掉，家屬會活著繼續告醫師，當醫師就怕被告。「安寧條例」的病情告知已經超過「醫師法」和「醫療法」，但是醫師處於「被動告知」：病人必須主動表示欲知病情，醫師才「應予告知」，而且違反第八條沒有罰則。

　　「病主法」第五條：「病人就診時，醫療機構或醫師應以其所判斷之適當時機及方式，將病人之病情、治療方針、處置、用藥、預後情形及可能之不良反應等相關事項告知本人。病人未明示反對時，亦得告知其關係人。」

　　「病主法」規定醫師必須主動告知病人病情，即使病人不問。而且是：如果病人不反對之下，才可以告訴家屬等關係人，如果病人反對，就不可以告知家屬。我都說：「台灣的病情告知，尤其是嚴重疾病，都先告訴家屬，家屬決定不准醫師告訴病人，因為台灣是以家庭為核心。相反的，美國是個人主義，病人一旦罹患癌症，醫師必須要告訴病人，而且病人可以要求醫師不准告訴任何家屬，因為這是個人隱私權。」

　　所以「病主法」開始施行之後，醫療行為很重要的一環「病情告知」，全台灣的醫師必然全面受到影響！只是媒體沒有強調

這一點，衛生福利部沒有教育全部醫師，只有安寧專科醫師知道而已。其他科的醫師可能都認為：「病人有『預立醫療決定書』，依法我可以不用執行，只要會診安寧專科醫師或轉介出去即可。所以這個法跟我無關！」

「安寧條例」已經施行十九年，我一開始就認為：最基本的是「病情告知」，應該把第八條順位挪到前面，因為要先「病情告知」，病人才能有正確的決定。如果不讓病人知道病情，他不知道「事情大條了」，甚至相信家屬欺騙他的「善意的謊言」，就會有很多重要的事情來不及處理。現在「病主法」規定一律要告知病人，可惜「徒法不足以自行」，光有法律，沒有教育醫療人員和社會大眾，病人不可能知道自己該有的權利，沒有足夠的資訊，就無法做出正確的決策。

許禮安108-03-01（五）卯時/台中谷關「松風谷」露營第2天

# 接受安寧療護可延長壽命

我在幾年前就讀到一則新聞:「加拿大醫學研究:末期病人接受安寧療護,可延長壽命。」卻找不到原文的醫療文獻。不過,我自稱「不學無術」,從醫學系畢業以後,除非必要,就很少看原文的醫學論文,我找不到是正常的。在此拋出議題:希望台灣醫界或安寧界的名醫或良醫找出原文,或證明這是一則假新聞,或者願意進行研究計畫以茲證明或否決這個論點。

在尚未證明新聞的真假之前,先來進行合理的邏輯推理。我演講安寧療護常說:「假如安寧病房可以賺錢,甚至比其他病房多賺很多錢,我根本不用這麼辛苦去宣導安寧療護,我保證長庚醫院說不定會把整個醫院都改成安寧病房。正因為醫界有很多人告訴我安寧病房不賺錢,可是大家自己或親友將來末期都需要,所以我才需要這麼努力去對社會大眾宣導和教育。」

假設加拿大的醫學研究是這麼做的:兩群末期病人,一群依照過去醫療方式聽從家屬要求治療到死,另一群改成接受安寧療護。本來家屬希望一直治療是要讓病人(親人)活久一點,結果竟然會比較短命!反而接受安寧療護可以延長親人的壽

命，知道這種結果的社會大眾，應該會轉而要求接受安寧療護才對。那麼，什麼人不願意讓大家知道這個研究結果呢？

健保局要推動安寧療護之前，有找中研院的羅紀瓊教授做過相關研究。運用以全人照顧為主的安寧療護方式照護癌症末期病人，不但能夠提供較為人性化的醫療服務，而且減少非必要的醫療介入。經統計每日費用，傳統照護約6,146元，安寧療護約4,263元，可見安寧療護較傳統照護更節省醫療費用。透過安寧療護，可使得疼痛及其他症狀控制與病人身體不適，均獲得極佳的改善效果。另外，病人及家屬對「身體照顧需求的滿足」、「症狀控制」、「情緒需要的滿足」及「全面生活品質」等四方面醫療服務的滿意度，都高於一般病房。

既然安寧療護可以減少健保的醫療費用支出，更重要的是：給予末期病人和家屬有更高品質的服務和更高程度的滿意。為什麼健保署不努力去推動安寧療護呢？難道要說這是健保署的失職與失能嗎？到底是什麼原因讓醫療機構不願意站在病人和家屬的立場努力執行呢？難道是因為許禮安醫師的名言：「台灣醫療體系落入一個陷阱：有利可圖者趨之若鶩，無利可圖者逃之夭夭。」然後，我竟然斗膽冒著「擋人財路者死」的生命危險，在此自以為是「國王的新衣」裡面那個誠實說出「國王根本沒有穿衣服」的小男孩。

假如接受過去治療到死的醫療照護方式，可能讓親人（末期病人）比較短命，而且會死得更悽慘、更痛苦，同時會增加健

保醫療費用的支出，請別忘記「羊毛出在羊身上」，只會不斷增加你必須繳交的健保月費。願意讓親人（末期病人）轉而接受安寧療護，可以延長親人的壽命，因為有疼痛控制和症狀控制，讓末期病人延長的壽命有更高的生活品質，還可以減少健保醫療支出，雖然不會立即降低你的健保月費，至少沒有理由一直調漲。

　　那麼，請問到底是誰不願意讓社會大眾知道這個研究報告的結論呢？醫療體系為何悶不吭聲、不加緊速度大力地公開宣揚呢？民眾因為不知道真相而導致不願意讓親人接受安寧療護，到底是誰可以從中獲得龐大利益呢？到底誰是無知的笨蛋呢？請醫療體系背後的財團不需要派出殺手來對付我，因為我已經投保高額意外險，一旦意外死亡，保險公司必然會派專人幫我調查是意外或他殺，這樣才可以減少保險公司的意外險理賠支出。

許禮安108-03-03（日）申時/高雄安居

# 預立醫療指示的美台差距

我今年3月26日有108年1~6月「自在老化·長照安寧」讀書會第三回，這系列讀書會榮獲「文化部」補助，這回要讀這本《失控的長壽醫療》伊芙·哈洛德/著。王念慈/譯。采實文化出版。書中235頁有一段文字如下：

由於近期大家還是不太願意在身體狀況許可時提早簽署「預設醫療指示」（advance directive，根據2013年MindLaw的調查顯示，只有三分之一的美國人簽署了這份生前預囑），而且也只有少數的醫師會遵循他們立下的預囑進行醫療行為，因為這些攸關生死的決定都發生在緊急狀況之下。

我算給大家聽聽看：2013年「只有三分之一的美國人簽署了生前預囑」。那麼，台灣要到達美國的水準，需要有七百五十萬人簽署「生前預囑」。今年1月6日開始施行「病人自主權利法」，目前需要向醫院預約「預立醫療照護諮商門診」，自費三千五百元，要找至少兩位在場見證人，其中一位是二親等以內家屬，一起到醫院花費一小時以上，才能簽署「預立醫療決定書」。

目前台灣的醫學中心等級（如高醫）每週開一個診，三小時

頂多處理三位，一年扣掉假期算五十週，總共可完成一百五十張「預立醫療決定書」，全台灣約五百家醫院，假設都比照醫學中心的能力（當然不可能）火力全開，一年就能夠完成七萬五千張「預立醫療決定書」。請注意：台灣一年（106年）總死亡人數將近十七萬兩千人。

要達到前述七百五十萬人簽署「預立醫療決定書」就要整整一百年，因此，預計台灣到西元2113年（民國202年）才能達到美國2013年的水準，就是台灣落後美國整整一百年的意思。不過，因為目前全國只有七十六家醫院有開設「預立醫療照護諮商門診」，如果不加速進行，就等於要六、七倍的時間，大約到民國800年（西元2711年）左右，台灣就確定可以追上美國了！

「病人自主權利法」是亞洲第一部，台灣的衛生福利部真是太有效率，只要美國一直停留在2013年的水準都不要進步，台灣在短短七百年後，就可以趕上美國。我大概只要像彭祖壽高八百，或是聖經記載打造方舟的諾亞活到九百五十歲，甚至像達賴喇嘛一樣，有能力轉世輪迴十四世，屆時就可以見證到這個「台灣之光」了！

所以現在請社會大眾在今生結束之前，趕快灑花、放鞭炮、放煙火，來慶祝這個號稱讓台灣人民將來可以得「善終」的「德政」吧！

許禮安108-03-12（二）亥時/高雄安居
植樹節（國父孫中山醫師逝世紀念日）正適合醫師來談生死

# 醫護人員的無知詐騙民眾

　　本週二3月12日是植樹節,這是國父孫中山醫師逝世紀念日,剛好適合來談生說死,早上0930-1130(108年第37場講座),我到台南市安平區的如新護理之家演講:「人生最後一件大事:安寧度過臨終,尊嚴走向生命終點」。下課後再次聽到學員詢問:「許醫師,我去醫院聽說:簽那張不急救沒有用,因為只要有家屬說要急救,你有簽那張還是一樣會被插管。」

　　我之前就聽過我的課程學員說:「某醫院的志工跟我說:你簽那張沒用,因為如果家屬要求醫師急救,你還是會被插管。」我就很生氣的說:「就是有這種無知的志工,害病人不得善終,將來會有報應!」因為根據「安寧緩和醫療條例」(民國89年通過施行至今已19年)第七條其中一段:「同意書或醫囑均不得與末期病人於意識昏迷或無法清楚表達意願前明示之意思表示相反。」

　　我以為又是醫院志工亂講話惹的禍,結果這次學員說:「許醫師,那是某醫院的醫師講的啊!難道醫師也會講錯嗎?」我只好語帶保留的說:醫師裡面還是有很多人不來聽課,因此不懂

「安寧緩和醫療條例」，對於「預立意願書」的觀念不正確，才會亂講話。我覺得：志工不是專業人員，他們的無知還情有可原；可是醫護人員的無知，卻還敢來詐騙民眾，這樣就真是可惡了！

本來多數民眾就不知道可以到全國各醫院服務台與衛生所，免費索取並簽署「預立意願書」，現在少數知道要簽署的民眾，卻因為醫護人員或志工說簽那張沒用，害民眾覺得不需多此一舉，因此錯失未來不被折磨、甚至得善終的可能。台灣現在醫療體系認定：沒有簽那張「預立意願書」，就是一律要插管急救，何況放手不急救，醫師會沒有業績。我很想罵這種無知的專業人員：「王八蛋，下地獄去吧！」

學員告訴我：「可是有醫師說：雖然已經末期，還是應該要急救。」我說：「這就是為什麼你需要來聽我演講，因為你的無知會讓你被醫護人員詐騙。如果醫師有能力治好，當然應該要急救，既然已經末期，代表醫師無能為力。而且身為家屬，沒有能力判斷什麼情況算是已經末期需要安寧療護，醫師應該為病人和家屬著想，主動提出建議接受安寧療護才對，怎麼可以為了業績，不擇手段的急救。」

根據「安寧緩和醫療條例」的精神，如果病人已經簽署「預立意願書」，當有兩位醫師診斷已是末期，就要啟動「不施行心肺復甦術」，就是病人主張不急救的意願，就算這時候全部的家屬都要求要急救也不可以。醫師應該要保護病人，告訴家屬：依

照「安寧緩和醫療條例」這時候不可以急救,因為這樣是違法的。我說:「你現在來聽演講,下次就知道問主治醫師:請問我的親人是不是已經末期?如果醫師認為是末期,請幫我們會診安寧專科醫師!」

許禮安108-03-12(二)申時初稿/張啓華文化藝術基金會<br>
許禮安108-03-16(六)酉時定稿/台北新北演講後/高鐵板橋回左營

# 關於「未完成」的悲傷

昨天5月16日週四早上三、四堂，我在台南長榮大學應用哲學系開課「臨終關懷」，第十三週主題是「悲傷關懷與心理陪伴」。今天5月17日週五早上，我在嘉義南華大學雲水居國際會議廳，參加「第十五屆現代生死學理論建構學術研討會暨悲傷療癒跨域實務應用工作坊研討會」，下午一點到四點在無盡藏圖書館4樓W413教室，我要主持工作坊3：「安寧療護與悲傷關懷」。

我昨天發現有個說詞需要重新界定：過去國外的書翻譯而來的是「未解決的悲傷」，可是我一向都不使用這個說詞，因為這樣就表示悲傷是需要被解決的「問題」。我認為悲傷不應該被看成是「問題」，悲傷通常只是「命運」，所以我習慣使用「未完成的悲傷」，意思是：「悲傷的歷程只是需要時間去完成、經歷和體驗，但我們經常用逃避或壓抑的方式而不去面對，才會導致各種問題。」

悲傷有「親疏遠近」的關係，有「事不關己，關己則亂」的必然。與死者的感情越親密，死者的死亡越意外越悲慘，存活者的悲傷情緒就會越強烈、持續時間越漫長。恩師余德慧教授說

過：其實「家破人亡」是人生的定局，但是我們都把「家破人亡」想得太悲慘，所以我們的結局都會是悲慘的！我認為：人活在世界上必然會遭遇生離死別，因此需要練習告別；之後必然會悲傷，所以更需要練習悲傷。

當我們認為悲傷是不對的、不好的事情，就需要去「解決」它。可是悲傷只是來自生離死別的「命運」，是「因為有愛，所以悲傷」，因此悲傷情緒來時，不需要壓抑、不可以逃避，就在情緒起伏的兩極之間擺盪，練習情緒的盪鞦韆吧！我年輕時曾寫下一張卡片：「壓力太大？那就讓它壓過去吧！」我們都習慣於對抗壓力，但是人經常只能被迫接受命運所給的一切，臣服而不去對抗，反而會減少壓力。

既然命運已經降臨，現在就是「隨順因緣」，有工作而且情緒還可以，那就去工作，悲傷情緒大浪來襲，就躲起來悲傷吧！太過勉強自己壓抑情緒，甚至強顏歡笑，只會導致反效果更加難以收拾，用心理能量撐住，然後可能跌落越深。旁人會希望：「你要趕快走出悲傷」，請別理會這種人和這種說法，我教育醫護人員與志工，建議現在改口說：「請你按照自己的步調或速度，去經歷或體驗悲傷。」

許禮安108-5-17（五）11:12/南華大學雲水居國際會議廳

# 安寧療護重點是善生善別而不是善終

所謂「善終」，就是假設有一種「標準而美好的死亡型式」，可是安寧療護強調「尊重自主權與個別差異」，既然每個人都活得不一樣，照道理應該也會死得不一樣。如果每個人最後都死成一個「善終」的樣子，我會覺得很可怕。如果安寧團隊可以讓活得不一樣的末期病人，最後竟然都死成同一個樣子，我覺得這樣更恐怖了。

安寧療護如果把「讓病人面對死亡、接受死亡、得到善終」當成目標，有時候不小心就會把病人的「善終」當成自己的功勞。假如讓末期病人得「善終」真的是安寧療護的目標，我們要評鑑安寧病房就很簡單，看各個安寧病房的末期病人有得到「善終」的百分比，然後成功「善終」比率最高的安寧病房，就頒給特優或金牌獎。

我們在學校的「模範生」，就是假設有一種「德、智、體、群、美（五育）」都完美，可以當作模範的學生。假如教育的目標是要教出模範生，那麼我們只要看這一年當中，老師把班上學生教成模範生的比率，成功教出模範生比率最高的老師，理所當然就是

「模範老師」，可以接受教育部公開頒獎表揚。

就像「模範生」通常不是老師教得好，而是學生天賦異稟；因此「善終」的病人通常不是因為安寧團隊的努力所促成，可能是本來的「因果報應」而註定會得善終。聰明而有自覺能力的安寧團隊，應該不會把病人得善終的功勞往自己身上攬，安寧療護專業人員只是有「特權」或「福報」，可以在現場見證病人的善終。

我一直都認為：安寧療護的重點不應該是追求「善終」！病人和家屬都還活著，正常人都不願意朝死而去。恩師余德慧教授說：我們應該是陪伴病人「帶病生活」。因此，在病人還沒死亡（善終）之前，更重要的應該是「善生」和「善別」：讓末期病人可以好好活著（善生），讓家屬和病人都可以好好告別（善別）。

既然「善終」沒有必然達標的SOP（標準流程）可以遵循，我們應該是陪伴末期病人，做好疼痛控制與症狀控制，身體照顧好之外，還有心理、社會、靈性的困擾，要想辦法去化解恩怨情仇（忘掉怨與仇，記得恩和情），完成臨終三件事：交代後事、完成心願、了結心事。讓病人在死亡來臨之前，可以好好的活著。

還要引導家屬和病人好好的「道別」，加上道謝、道歉、道愛，就是「四道人生」。家屬有預期的悲傷，因為親人即將離開人間；病人也有預期的悲傷，因為即將離開親人和世界。至少要來得及說再見，而不是不告而別。讓家屬多來陪伴病人，安寧志

工說:「有陪伴,就比較不會有遺憾。」因此,我認為:要先「善生」與「善別」,而後才能「善終」。

許禮安108-5-19(日)11:12/張啓華文化藝術基金會華會館3樓教室

# 安寧療護絕對不是放棄治療

　　一般人聽到「安寧療護」，就以為是「放棄治療」，所以什麼治療都不用再做，於是病人就只能等死。社會大眾和家屬誤以為要等病人快死了，才需要轉到安寧病房住院，因此我去其他病房看會診時，家屬會說：「我們還沒那麼嚴重，現在還不需要。」我常講：「住進安寧病房不是一條不歸路，不是只能等著被抬著出去。」

　　我認為：如果末期病人已經嚴重到昏迷，其實住在哪裡也沒什麼差別，應該是趁病人還清醒，趕緊住進安寧病房享受服務。等到昏迷才轉到安寧病房，通常是為了照顧家屬的需求。可是因為家屬的誤解或心理障礙，不願意承認親人已經末期，以為只要不轉入安寧病房，病人就不會繼續變嚴重，也許就不會臨終和死亡。

　　有些癌症末期病人有骨頭轉移的疼痛，除了調整止痛藥之外，其實還可以針對骨頭轉移的部位安排放射治療（俗稱「電療」）。假如放射治療有效，就可以減輕疼痛，讓病人可以少吃一點止痛藥，雖然不能治好原發的癌症，卻可以治療轉移的疼痛，

這是治標不治本的治療。我認為：不單純只是身體需要治療，心理作用也需要被考慮。

因為週一到週五每天都安排固定時間去接受放射治療，病人和家屬的心理上會覺得還有在治療，而不是已經被放棄。我把放射治療當成一項「日常活動」（daily activity），讓病人住在安寧病房有事可做，而不是無聊到只是等死，而且心理上覺得：醫護人員並沒有放棄我，他們還是努力為我治療，在我死之前，我還是活著的。

另外，因為安寧療護的疼痛控制與症狀控制，我們的藥物治療可以讓病人覺得精神好、氣色好、胃口好，他們可能重新燃起希望，甚至鼓起勇氣問我這個主治醫師：「許醫師，我可不可以再去拚看看？」我會對癌症末期病人說：「我幫你會診腫瘤科問問看？」我不會直接潑冷水，因為說不定有新的治療方法或實驗藥物。

假如有機會接受治療，即使成功率不高，但病人願意去試試看，我就幫病人轉到腫瘤科繼續治療。有時病人會擔心後路而問我：「許醫師，萬一我治療失敗，想要再回來，你會不會不理我？」我都開玩笑說：「你最好永遠都不要回來啦！祝你治療成功，就不需要再找我。但是假如你回來找我，我還是一樣會好好照顧你啊！」

安寧病房並不是住進來之後，就只能等著死掉抬出去。我們

要在最短的時間內，幫病人做好疼痛控制和症狀控制，讓病人可以回家過他的日常生活、做他想做的事。我們有「安寧居家療護」服務去家裡看他，如果病情惡化，我會主動安排他再入院。甚至有些病人是重新去打仗：接受化學治療。因此，安寧病房絕對不是一條不歸路！

許禮安108-5-19（日）09:55/張啓華文化藝術基金會華會館3樓教室

# 安寧療護會耗費醫療資源，應該安樂死？

　　我事先請假停診，5月30日週四下午三點到五點，我在台南成功大學「公民素養」專題講座，演講「安寧療護與生存美學」，這是我今年（民國108年）的第一百場講座。有學生提出這樣的問題：「安寧療護會耗費許多醫療資源，在資源有限的情況下，是否應該要考慮安樂死？」我覺得：一、這是沒有基礎知識的人，用錯誤的假設與推論提出的問題；二、這是大學生的「本位主義」提出的問題。

　　其實「安寧療護」可以幫健保省錢！健保開始推動「安寧療護」之初，就請中研院羅紀琼教授進行研究。結果：運用以全人照顧為主的安寧療護方式照護癌症末期病人，經過專家學者評估，不但能夠提供較為人性化的醫療服務，而且因減少非必要的醫療介入，經統計每日費用，傳統照護約6,146元，安寧療護約4,263元，可見安寧療護較傳統照護更節省醫療費用！

　　而且研究結果發現：透過安寧療護，可使得疼痛及其他症狀控制與病人身體不適，均獲得極佳的改善效果。另外，病人及家屬對「身體照顧需求的滿足」、「症狀控制」、「情緒需要的滿

足」及「全面生活品質」等四方面醫療服務的滿意度，都高於一般病房。既然可以讓病人和家屬有更高品質的服務和更高的滿意度，同時更可以讓健保省錢，所以健保局才會願意推動安寧療護。

加拿大有研究（我沒找到正式文獻，只有相關新聞報導）指出：接受安寧療護可以節省醫療資源，讓病人減少痛苦，更神奇的是可以讓末期病人延長壽命。對照過去家屬堅持要醫師把病人治療到死的結果是：耗費更多醫療資源，卻讓末期病人更短命，甚至把病人搞到痛苦而死。社會大眾如果知道這個研究結果，應該要主動幫親人選擇安寧療護才對啊！

根據正確的資料，請問能不能這樣說：「治療和急救末期病人會耗費更多醫療資源，在資源有限的情況下，是否應該要考慮安樂死？」大學生的提問，假如依此類推，接下來會不會陸續說：「植物人、乞丐和遊民、啃老族都在耗費社會資源，在資源有限的情況下，是否應該要考慮安樂死？」

台灣的大學院校已經過剩，加上少子化，滿街都是大學生，因為八分就可以上大學，大學生的水準低下，我們能不能說：「大學生耗費教育資源，在資源有限的情況下，是否應該要考慮安樂死？」或者，至少應該取消大學生的各種福利（包括吹冷氣），這些大學生聽完應該會氣憤難平，甚至暴跳如雷吧！這就是「本位主義」的反應啊！

許禮安108-6-4（二）六四天安門事件三十週年/亥時/高雄安居

# 關於「推廣靈性關懷計畫」的省思

前言

我常說:「專業人員有專業的智障!」我這個書呆子醫生當然經常有「專業智障」,但是有人說我的思考模式,好像和其他醫療專業人員不同,比較是「病人模式」。可能因為我從小就體弱多病,即使後來長大不小心成了醫生,卻經常同時也是病人,所以比較容易「換位思考」。

我有時開玩笑說:「做研究、寫論文,就是要把簡單的事情搞得很複雜;當教授,就是能把簡單的事情講到大家都聽不懂。」我因為自已承認「不學無術」,講的話都很簡單,所以這輩子應該當不了教授。但是該講的還是要講,如果沒時間、沒機會、沒資格或不讓我講,我就用寫的。

靈性照顧、關懷或陪伴變成「評估量表」?

過去叫做「靈性照顧」(我認為應該叫做「靈性陪伴」),佛教蓮花基金會培訓佛教師父成為「宗教師」。後來基督教史懷哲宣道會有「靈性關懷師」的培訓。現在衛生福利部國民健康署

補助、台北醫學大學邱仲峯教授醫師（史懷哲宣道會董事長）執行三年的「全國推廣靈性關懷計畫」即將完成並驗收成果，我發現他們把這件事情變得非常複雜。

他們發展出「本土跨宗教五面向三階段的靈性關懷模式」，裡面似乎沒有民俗信仰的位置，可能過去教育把民俗信仰當成迷信甚至不入流。而且還搞出一堆「看起來很專業」的「評估量表」，把一件我認為是單純的「靈性陪伴」處境，要細分成三個階段都有大約二十個項目，然後逐項勾選。甚至可能會把末期病人自然展現的靈性提升，以及回歸良善人性本質的自然傾向，都當成進行「靈性關懷」過後的成效項目。

乩童當然可以是黑道大哥的「宗教師」！

我應該是台灣安寧界唯一敢公然指出「乩童可以是宗教師」的人。我舉個例子，二十多年前，我在花蓮慈濟醫院負責開辦「心蓮（安寧）病房」（民國85年），從事第一線的照顧（包括安寧會診、安寧居家療護以及安寧病房），持續「八年抗戰」之後才被迫離開。

曾經有位黑道大哥住院之後，我就感覺他焦躁不安，應該就是現在指稱的「靈性不平安」。我就問他混哪裡的？（不是哪個堂口，而是在哪個道場？）我知道台灣的黑道人物和警察通常都拜關公，但我不知道關公應該保佑哪一邊。這位大哥回說：他生病之前都在關帝廟幫忙。他很哀怨的問我：「許醫師，我又沒

做什麼壞事，為什麼我會癌症末期？」你沒看錯，黑道大哥都這樣認為。

我說：「那你請假去問關老爺吧！」大哥回到他常去的關帝廟，關老爺（關聖帝君）藉由乩童降旨表示：「因為你是我的好弟子，所以我要把你收回來身邊服侍我。」黑道大哥就全然的相信，然後回到安寧病房就身心靈都安然自在，就是現在所稱的「靈性平安」了。

我演講時會說：「請問大家，這時候誰是這位黑道大哥的宗教師？」很多人說是「關老爺」。我會回說：「如果你不承認乩童是宗教師，那同時就不要承認神父、牧師、修女以及佛教的師父。因為乩童是傳關老爺的旨意，牧靈（神職）人員傳上帝的旨意，師父則是傳佛法。如果你說關老爺才是宗教師，那麼同理可證，上帝和佛陀才能算是宗教師！」

**靈性關懷人員自己需要接受「靈性關懷」時**

我在衛生福利部屏東醫院兼差十年（醫師只是副業），偶爾配合安寧居家護理師出訪，進行「甲類」的「安寧居家療護」服務。有次看到一個很奇怪的住家，正中間是主祀王母娘娘的宮廟，末期女病人和先生住在邊間。我在花蓮待過十五年（民國82到97年），戶籍目前還在吉安鄉，那是全台灣「母娘信仰」的總部所在地：慈惠堂和勝安宮，兩家就在隔壁，都自稱是最原初。

第一次去和病人不熟，不好意思直接問，我就交代護理師：

有機會問一下誰是「乩身」？誰是「桌頭」？結果同去的社工師問我：什麼叫做「桌頭」？她是基督徒，會講台語，但沒聽過「桌頭」。隔一個月才去第二趟，發現病人已經需要進行「瀕死衛教（dying prepare死亡準備）」。我怕來不及，就直接問病人的先生：請問你是母娘的「乩身」嗎？他說不是。我接著問：那你是「桌頭」囉！他也說不是。

然後才勉強回我說：太太（末期病人）才是「乩身」。我問：「那母娘有什麼指示嗎？」先生說：太太自從生病之後，就沒有「開壇問事」。先生還說：有另一個男的乩身，本來要自己開宮立廟，因家人反對，才過來幫忙。我說：那有請他「開壇問事」嗎？先生說：「那個男的乩身最近就因為酒駕被抓去關，所以沒得問啊！」

靈性關懷人員有能力進行「靈性關懷」嗎？

這位末期病人直接就是王母娘娘的代言人，請問她需要「靈性關懷師」嗎？我沒有答案！所謂「擒賊當擒王」，也許她需要的只是王母娘娘的指示，然後當她願意承認這是她的天命，就可以安然自在的面對與接受自己必然的死亡。這時就算派出再多的「靈性關懷師」，恐怕頂多只能「隔靴搔癢」，永遠搔不到癢處。

台灣過半數民眾都屬於民俗信仰，因此大部分末期病人更需要的可能不是牧靈（神職）人員和師父，而是可以傳達神明旨

意的代言人。可是我們的醫療護理紀錄關於宗教部分,只有問到民俗信仰,而沒有再細問哪個道場。在台灣,關帝廟和王母娘娘(母娘)是完全不一樣的民俗信仰系統,就像基督宗教裡面,基督教和天主教應該有很多不同的地方。

我印象中很久以前曾問過宗惇師父兩個問題:一、假如天主教單國璽樞機主教來住台大醫院安寧病房,請問您可以對他做「靈性關懷」嗎?(這是不同宗教)二、假如您的師父將來末期,您有能力可以對他進行「靈性照顧」嗎?(這是師徒之間)這兩個大問題,我在此要請問所有「宗教師」、「牧靈(神職)人員」和「靈性關懷師」,以免將來總有一天自己會踢到鐵板。

【許禮安註1】
第一個故事(黑道大哥)已經演講過數百次,可能寫過兩三次。第二個故事(母娘的乩身)講不超過十次,還沒正式寫下來。

【許禮安註2】
請注意:宗教信仰並不等同於「靈性」。有專家指稱:宗教信仰是協助我們到達靈性彼岸的橋梁,只是多數人都停留在橋上,無法抵達靈性的彼岸。
許禮安108-06-30(日)未時/國防醫學院(台北內湖)30階梯教室
2019台灣安寧緩和療護聯合學術研討會/有感而發

# 血液腫瘤科說現在不適合安寧療護？

　　我演講時曾經舉例：「假如內科醫師跟你說，這個病不能開刀，或是外科醫師跟你說，這個病已經不能做化療，請問你要不要相信這種醫師？」我的想法是：「如果外科醫師說，這個病已經無法開刀，或是血液腫瘤科醫師說，這個病已經不能做化療，可信度才夠高。因為開刀是外科醫師的專長，化學治療是血液腫瘤科的專長，就算是醫師講的話，也要看他的專長是那一科哪方面。」

　　可是台灣人迷信權威，以為醫師就是治病的全能，拿到諾貝爾獎就變成是萬能。例如：李遠哲拿到諾貝爾獎，回台灣負責教育改革，據新聞說「教改十年，補習班暴增上萬家（5.5倍）」。我請問：李遠哲拿的是諾貝爾獎的教育獎嗎？抱歉不是，他拿的化學獎。我認為：頂多請他負責化學甚至科學教育改革，就已經到達極限，要知道人文教育和科學教育，本質上有很大的差別。

　　我民國84年9月開始在花蓮慈濟醫院從事安寧居家療護，向院方申請公務「嗶嗶叩（BB call）」。後來進入手機時代，醫院沒有提供公務手機，我把自己的手機（0955-784-748）當成二十四

小時開機的安寧諮詢專線,轉眼已經超過二十多年了。昨天8月9日週五晚上七點左右,我們家晚餐正要開動,接到諮詢電話,讓我講到很生氣,因為她說:「血液腫瘤科醫師說,現在不適合安寧療護。」

打電話來的是女兒,描述媽媽的病情:「去年就診斷子宮頸癌末期,在南部某私立醫學中心做化療,腫瘤有減小。今年五月醫師說,因為白血球太少,所以停止化療。我們還去做自費的免疫療法三次。」我說:「病人如果清醒,優先尊重病人的意願;病人昏迷後,我才問你們家屬的意見。」女兒回說:「媽媽腦部有轉移,沒辦法問她的決定。爸爸和我傾向於接受安寧療護。」

我說:「那就請你們要求主治醫師會診安寧專科醫師,討論後續的照顧計畫。」女兒說:「媽媽因為之前的治療,比較信任血液腫瘤科醫師。但是血液腫瘤科醫師跟我們說,因為之前化療導致的問題,目前不適合接受安寧療護。」我說:「現在只要家屬要求,醫師通常會照辦。假如你們接受讓媽媽被治療到死,就不用打電話來問我。假如你們想讓媽媽接受安寧療護,就趕快要求會診。」

她又講一次:「可是血液腫瘤科醫師說,媽媽現在不適合安寧療護。……」,我忍不住生氣,立刻回說:「我已經講了兩遍,那家醫學中心有安寧病房,是家醫科負責的,趕快要求會診,讓媽媽最後階段不要受苦。如果你比較相信血液腫瘤科說的話,就不用再問我(我很想掛電話)。血液腫瘤科醫師確實比較知道

第一部分:安寧療護與觀念澄清

化療的問題,但是適不適合接受安寧療護,應該要問安寧專科醫師才對!」

許禮安108-8-10(六)申時/高雄安居

# 關心病人身心靈，就罰寫護理紀錄？

　　過去內、外科注重身體的醫療照護，身體以外的問題可能就要交給精神科處理。可是台灣人覺得：「有精神病才需要看精神科，或是看了精神科就會被當作是精神病。」因此，現在很多醫院的精神科都改叫「身心醫學科」，應該說心理情緒會影響身體症狀。

　　「台灣安寧療護之母」趙可式老師強調「四全照顧」，就是「全人、全家、全程和全隊」照顧，後來有人加上「全社區」，就成了「五全照顧」。「全人照顧」是指病人「身、心、靈」的完整醫治照顧，「全程照顧」包括安寧病房住院和回家接受安寧居家療護。

　　我是家庭醫學科專科醫師，家醫科講究「預防重於治療」，而且是看「身體、心理與社會（bio-psycho-social）」的整體健康。我後來成為安寧緩和醫學專科醫師，安寧專科看的是「身體、心理、社會與靈性（bio-psycho-socio-spiritual）」的整體狀態。

　　我二十三年前就在花蓮慈濟醫院開辦安寧病房，一向關心

住院末期病人的這四個層面，不像內科外科只要把病人的身體醫好就沒事，畢竟末期病人的身體已經醫不好，而且會連帶產生心理、社會與靈性的困擾，因此除了「疼痛控制」與「舒適護理」之外，還要記錄病人的心理（情緒）、社會（家庭）與靈性（宗教）等方面的困擾。

可是，護理單位規定：有發現相關問題，就需要寫進護理紀錄。這個規定會「處罰認真的護理師」，越認真關心末期病人「心理、社會、靈性」的困擾，就被處罰要花更多時間寫護理紀錄。然而，「好逸惡勞」一向是基本人性，何必「搬石頭砸自己的腳」，結果大部分末期病人住院兩週後，查看護理紀錄都只有身體症狀而已。

我這個醫師不只會看護理紀錄，甚至會寫護理紀錄，還讀過「護理行政與管理」教科書，發現：怎麼可能大部分末期病人，在最短時間內做好疼痛控制之後，竟然都沒有「心理、社會、靈性」的困擾？才知道原來護理管理規定，會讓護理師盡量不要去詢問、去關心，就不會害自己還要寫一堆護理紀錄。

於是，我跟護理長商量，把規定改成：三班的護理師都要寫「心理、社會、靈性」紀錄，試行一段時間，果然末期病人的困擾紛紛出現。可惜，大多數人都不想增加自己的工作量，護理師聯合要求護理長，護理長「從善如流」回到原初的規定，末期病人的「心理、社會、靈性」困擾從此再次銷聲匿跡。

當然還是會有認真的護理師願意犧牲奉獻，但這已經不只是個人的問題，絕對是醫護管理體系的系統問題：不去關心、不去詢問，繼續假裝末期病人到死都沒有「心理、社會、靈性」的困擾，因此也就完全不需要心理師、社工師和宗教師！可是這樣真的有認真在做「安寧療護」嗎？

許禮安108-8-20（三）亥時/高雄安居

# 先求有安寧病房，再講究照護品質

過去有安寧前輩說：「在一般病房，也可以做安寧療護。」我認為：「當然可以做，但保證做不好。」因為醫護教育訓練強調治病和救命優先，因為忙著治病救命，對於末期病人的疼痛控制，當然先擺在旁邊等著。因此需要有獨立的安寧病房，在這裡的病人都無法治病救命，於是疼痛控制才會成為需要最優先處理的事項。如果連安寧病房都沒有，你要如何講究末期病人的照護品質呢？

全台灣醫院總計五百家左右，只有約七十家有安寧病房，總床數八百出頭。但是，台灣去年（107年）癌症死亡人數將近四萬九千人，請問就算所有安寧病房全開、八百床住滿，足夠照顧這一年死亡的癌症末期病人嗎？何況登記有，實際上不一定有；登記床數，不一定有足夠的護理人力可以收到滿。去年暑假，衛福部台北醫院登記八床安寧病房，衛福部基隆醫院登記六床，實際上都是零床。

衛福部屏東醫院106年1月開設十床安寧病房，但護理人力只能收治六床，直到11月才開滿十床。我不知道帳面登記八百

床，到底實際上有能力收治多少床？你最好問衛福部或私下去實況調查。有些醫院在內科病房只開兩床「安寧病床」，醫護人員忙著治病救命，這兩床恐怕照護品質不佳。請大家自己去追查在地醫院的安寧病房有幾床？因為關係到你的親人和你自己將來是否能善終！

你知道合格的安寧病房應該有哪些設備嗎？如果不知道，那將來你的親人末期時，得到不及格的服務也是剛好而已。合格的安寧病房必須有「按摩浴缸」，可以幫臥床的末期病人淋浴或泡澡（水洗），而不是只能在床上擦澡（乾洗）。請問只開兩床「安寧病床」的醫院會花百萬設置按摩浴缸嗎？入住安寧病房有健保給付，按摩浴缸是標準配備，所以幫末期病人洗澡不應該還要額外收費！

合格的安寧病房規定：每床要配備七個不同尺寸形狀的枕頭，當末期病人只能臥床時，就要使用這些枕頭幫病人來翻身擺位，給病人做「舒適護理」。安寧病房的護理師有能力判斷病人已經臥床，就自動把枕頭搬出來給病人使用，而不是鎖在庫房裡放著發霉。你不知道安寧病房有這些標準配備，遇到「多一事不如少一事」的護理師，不告訴你就可以省事、減少工作量，你就可能被詐騙！

台灣去年死亡人數十七萬兩千多人，當中大約有十二萬人是末期病人，除了癌症末期、漸凍人末期，還有八大類非癌症末期病人（包括：腦、心、肺、肝、腎，五大器官衰竭）適用安寧療護。

現在的問題是：你要「寧缺勿濫」還是「寧爛勿缺」？我認為先「寧爛勿缺」，因為沒有足夠的安寧病房，末期病人可能飽受痛苦折磨、被醫療到死，所以我說：「先求有安寧病房，再講究照護品質。」

不缺安寧病房之後，才能夠「有競爭，才會有進步」。衛生福利部有責任也必須讓社會大眾知道：「不懂安寧療護，無法安靜活著，只能痛苦到死！」加拿大研究：「接受安寧療護比一直治療到死活更久！」台灣中央研究院研究：「接受安寧療護可以讓健保省錢，又能讓末期病人減少痛苦而且更有生活品質！」「接受安寧療護，讓你活更久更舒適，享有更高生活品質！」

我從事安寧療護已經24年，民國85年8月在花蓮慈濟醫院開設心蓮（安寧）病房，我當時的目標是：「希望將來所有慈濟醫院的所有病房，都改成像心蓮病房這樣。」我後來目標變成：「希望全國所有醫院的所有病房都可以像安寧病房這樣，我就不用到處去演講告訴社會大眾：安寧病房為何要長這樣！」我認為：「在生離死別、天人永隔之前，你都還來得及學安寧療護！在親人離世、生死悲傷之後，你更要趕快來學安寧療護！」

許禮安108-8-22（四）亥時/高雄安居

# 安樂死簡單省事又省錢

　　昨天11月22日週日上午10:00-12:00，大仁科技大學「文化與生命對話論壇」，主題是「生死議題在族群視角的對話」，在人資學院R棟215生命追思禮堂暨階梯教室，有位本身是癌症病友的老師起身點名問我：對於「安樂死」的看法。我在部落格「許禮安的安寧療護與家醫專欄」，已經寫了好幾篇關於「安樂死」的討論文章，現在來講一點新的主張。

　　「安樂死」比較簡單又省事！

　　「安寧療護」和「安樂死」的不同是：「安樂死」是因為痛苦而解決人，「安寧療護」是為人解除痛苦，剛好相反。人活在世界上，必然有各式各樣不同程度的痛苦，因此才需要「離苦得樂」或者「自得其樂」，例如：地藏菩薩發願下地獄，心甘情願，不以為苦，甚至甘之如飴。遇到有人活得很痛苦，你不幫他解除痛苦，卻直接解決掉他的性命，這是錯認了問題所在。

　　「安寧療護」想要為末期病人解除或至少減輕痛苦，就要做疼痛控制與症狀控制，身體照顧之外，還有心理、社會、靈性的困擾，要想辦法去化解，讓末期病人還活著就能得到安樂，這

是「安樂活」。「安寧療護」是非常困難的事情，醫療上調整止痛藥可以解除九成的末期身體痛苦，但是病人還有心理、社會、靈性的困擾，需要心理師、社工師、宗教師的協助。

但是在安寧病房的評鑑規則裡面，並沒有強制編列心理師和宗教師，甚至醫學中心的安寧病房，宗教師每週只來兩次，末期病人要活得夠久，才有機會看到宗教師。既然「安寧療護」這麼困難，而且歐美研究結果發現：接受「安寧療護」可以讓末期病人活更久，「安樂死」直接把病人弄死當然更省錢！我今年說：其實「安樂死」比較簡單又省事，而且可以節省醫療資源和照顧資源。

是「生不如死」或「捨身救家」？

我今年9月15日週二早上08:00-09:00成大醫院內科醫師專題演講，地點在成大醫學院二樓的第四講堂，題目是：「我對安寧療護的另類思考與經驗談」。演講結束前，後排有位醫師有備而來的起身提問，他說：荷蘭的研究發現，有一半左右（我忘了詳細數字）的末期病人，雖然疼痛控制做得好，卻仍然想要「安樂死」。我說：請問有沒有統計到心理、社會、靈性的困擾呢？

我在演講「安寧療護的倫理議題」時提到：「安樂死」要先排除兩種狀況：「生不如死」或「捨身救家」。我常說：「疼痛控制」沒做好，末期病人痛不欲生、生不如死，痛到想要跳樓、跳海、自殺，痛到要求「安樂死」，你不處理疼痛控制，卻說：「好

吧，我把你弄死！」這樣難道是對的嗎？當末期病人痛到「生不如死」，就是「安寧療護」的失職與失能，但不該用「安樂死」來掩蓋或解決！

以前我在安寧病房，有末期病人被家屬丟給外勞照顧，子女極少來探望，好不容易子女來了，病人會趁醫護人員前來時嚷嚷著：「醫師（護理師），你打一針讓我死了吧！才不會拖累我的兒子女兒呀！」請問這是要求「安樂死」嗎？書上說這是「捨身救家」，我卻認為其實是「缺愛症候群」！這句話只是假裝說給醫護人員聽，其實是要說給子女聽的，話中有「指桑罵槐」之意。

「安樂死」可能出現「滑坡效應」！

曾有醫界前輩說：「安寧療護」又不可能讓所有末期病人都沒有痛苦，所以最好的方法還是「安樂死」。我再強調一次：人活在世界上，不可能完全沒有痛苦！我在高雄醫學大學開課「生死學與生命關懷」，警告大學生說：「假如你現在讀書、考試、寫報告，竟然沒有半點痛苦，隨便混就可以畢業，你將來出社會之後，沒有真本事，怎麼跟別人競爭，我保證你只會活得更痛苦！」

如果你期望「安寧療護」可以讓末期病人完全沒有痛苦，那我們安寧緩和醫學專科醫師的「法力」，必須比上帝、佛祖、老天爺還要更高明強大，才可能辦得到。我們只是努力要讓末期病人的痛苦還堪以忍受，有良好的生活品質，比較願意繼續活下

去,在還活著的時候就得到安樂,叫做「安樂活」,然後不要被插管、電擊、接呼吸器的「加工死」,而是一直活到「自然死」為止。

假如只因為病人末期就可以直接「安樂死」,那麼「新冠(武漢)肺炎」的經濟不景氣就不用「紓困」,也不用為遊民蓋收容所,更不需要做「自殺防治」!假如不努力改進「安寧療護」的服務品質,最簡單省事又省錢的方式就是推動「安樂死」,我懷疑這裡面有「政治黑手」在操弄,畢竟「安樂死」保證最能夠節省全民健保的醫療資源和長照體系的照護資源。

許禮安109-11-23(一)亥時完稿/高雄安居

# 安寧療護是末期病人的紓困方案

　　今天12月5日週六一早，老婆開車載我到嘉義南華大學，全天參加「第十七屆現代生死學理論建構學術研討會」，本屆主題配合時勢是「疫情之下之紓困政策與生死反思」。我在下午大約四點的第二場論文發表，用15分鐘報告兩萬字的論文：〈疫情考驗下的生死教育與生命思考〉。

　　佛光山寺副住持慧開師父在下午一點半到兩點半，專題演講「從因緣法觀全球疫情：新冠病毒疫情下的生死省思」，引發我的某些想法，所以開放提問時我就舉手發言回應。我平時就習慣「胡思亂想」，偶爾參加研討會更是可以刺激思考，除了現場「搶麥」發表感想之外，還可藉此機會寫成文章分享。

　　「病毒」其實是地球對付人類的免疫力！

　　我很早就認為：以人類為主體，「病毒」是來消滅人類的「壞東西」。例如：這次「新冠（武漢）肺炎」，全球已經超過六千六百萬人確診，死亡則是超過一百五十萬人。但是，假如以地球為主體，人類卻是破壞地球的元凶，而「病毒」其實是地球的「免疫力」。

第一部分：安寧療護與觀念澄清

好久以前，我看過某部「典型好萊塢電影」的預告片，就是外星人入侵地球，想要消滅人類，地球英雄起而對抗外星人，地球英雄當然會質問外星人：「為何要來消滅地球人？」外星人講了一句令我印象深刻的回答：「因為不消滅人類，地球將會毀滅！」

所以，外星人其實是要來拯救地球！「人類」對地球而言，反而才是那個必須消滅的「壞東西」。今年的「新冠肺炎」疫情讓我們看到新聞：把人類關起來（居家檢疫或隔離），都市的「野生」動物就可以出來逛大街；經濟蕭條，製造污染的工廠停工，空氣反而變乾淨，終於可以看見藍天白雲。

## 「防疫措施」導致新的環境問題與困境

「新冠肺炎」初期，政府宣導大家不用急著戴口罩，可能是因為口罩存量不夠，必須優先提供給醫護人員使用。等到「口罩國家隊」讓口罩產量大增，當大家都有口罩可用時，才開始宣導人人戴口罩。可是，很多人亂丟用過的口罩，卻增加傳染風險與更多的環境污染，就算不亂丟，還是會增加垃圾和廢棄物而污染環境。

另一個重要的「防疫措施」是「勤洗手」，勤洗手當然免不了要多用水，必然會增加用水量，除非沒水可用時，不得以才會用「乾洗手」。可惜，今年「風調雨不順」，颱風竟然都沒進來台灣，還沒到年底就開始鬧水荒。為了防疫，大家還是必須勤洗

手,政府不敢宣導節約用水,於是只會讓缺水更嚴重。

因應疫情導致的交通旅遊業的不景氣和餐廳飯店業的蕭條,政府啟動「紓困方案」,看身分資格發放各種補助,除了全民發送「振興三倍券」之外,政府搶發、大眾搶領「安心旅遊國旅補助」、「藝FUN券」、「農遊券」、「動滋券」、「浪漫客庄旅遊券」等來刺激消費。俗話說:「羊毛出在羊身上」,政府撒錢,有領到的人都很開心,卻沒想過政府的錢都來自人民繳的所得稅,下一步可能就是「加稅」!

本來餐飲業已經開始減少使用「一次性餐具」,卻因疫情而死灰復燃,增加的垃圾不只是口罩而已。北部雖有下雨,卻沒下在水庫集水區,缺水導致各縣市陸續停止稻作灌溉。台灣經濟還沒蕭條,但是全球經濟衰退必然影響台灣。為了解決眼前「燃眉之急」的問題,卻不幸製造更多的新問題,或至少埋下未來新問題的導因與伏筆。

「安寧療護」是「末期病人」的「紓困方案」!

有人說:「末期病人活著很痛苦,所以當然要贊成安樂死。」我問:「有些人還沒末期就已經活得很痛苦,請問該不該把他安樂死?」末期病人活著很痛苦,不是直接用「安樂死」把他弄死,而是應該想盡辦法幫他解除痛苦,這就是「安寧療護」。

對於「新冠(武漢)肺炎」導致經濟困難的民眾,政府需要補助與救急,於是就啟動「紓困方案」。我到現在沒看到有人反

對「紓困方案」，有錢有好處，不管是現金補貼或是三倍券，不拿白不拿。沒人會說：「既然經濟困難，活著很痛苦，當然贊成給他安樂死。」

因此我要說：「安寧療護」是「末期病人」的「紓困方案」！假如你贊成「安樂死」，就不該接受「紓困補助」；假如你接受「紓困補助」，就不應該贊成「安樂死」。結果大多數人都接受紓困補助，但是網路調查卻有八成贊成安樂死，這就是台灣的「邏輯教育」失敗！

如果你認為：疫情導致人民的經濟困境，政府本來就該啟動「紓困方案」，當然不能任由他「自生自滅」，或是眼睜睜看著窮人餓死，甚至直接下手把他「安樂死」吧！同理可證，病人因疾病末期而導致「身體、心理、社會和靈性」的痛苦和生命困境，政府應該啟動「安寧療護」這種「紓困方案」，讓末期病人在「自然死」發生之前就能夠「安樂活」，而不是用「安樂死」把人給解決掉！

遇到各種生命的困境，不去解決問題，卻打算直接解決生命，這是腦袋和心都壞掉才做得出來的事情。就像我常開玩笑說：「有些機構根本不想解決問題，所以只要解除掉那個膽敢提出問題的人，就可以繼續假裝機構都沒有問題，而我就是那個被機構解決掉的人。」因此我認為：如果你不了解「安寧療護」和「安樂死」的區別，根本就沒資格贊成「安樂死」！

許禮安109-12-07（一）巳時定稿/高雄市張啓華文化藝術基金會

# 以病人為中心卻聽從家屬

以病人為中心的照護模式？

上週六3月19日我要搭火車從高雄去台東演講，一早忽然想到以前我在南部某醫學中心（我不想承認的母校：高醫）演講時，護理部宣稱她們是「以病人為中心的照護模式」。於是我問她們：「假如住院病人冷得直發抖，跟護理師多要一條棉被，請問你會多給病人一條棉被嗎？」據我所知，高醫護理師的標準答案是：「很抱歉，本院規定每個病人只能有一條棉被，不夠的話，可以花錢跟醫院租，或是自己回家拿。」我都說：「你們不要動不動就叫家屬回家拿，因為高醫的住院病人有一部分是從澎湖飛來住院的！家屬為了拿一條棉被，就得要飛回澎湖再飛來，這樣還敢宣稱你們是『以病人為中心的照護模式』？農曆七月快到了，你去騙鬼好了，少在那裡自欺欺人了！」

這是典型的醫院管理和醫護人員的本位主義！假如真的要做到「安寧療護」強調的「尊重自主權與個別差異」，那麼醫院所有的管理規定都要被破壞。可是，這還只是停留在醫院內部管理制度的缺乏人性而已！我那天靈光一閃想到的是：真正「以

病人為中心的照護模式」，其實應該是在醫院以外進行的「安寧居家療護」和「在宅醫療」，以及最新的「全民健保居家醫療照護整合計畫」。以我過去二十七年的安寧療護經驗，絕大多數入住安寧病房的末期病人都想要趕快回家，我們必須在最短的時間內做好「疼痛控制與症狀控制」，讓末期病人在家只要按時吃藥就不會受苦。可是絕大部分的家屬都不希望讓病人回家，畢竟留在醫院有醫護人員照顧，家屬會比較安心。

家屬沒看到不知急救可怕！

我近兩、三年來開始到天主教高雄聖功醫院，對「PGY（住院醫師全科訓練）醫師」進行「安寧療護」教學指導，最近一梯次有位醫師在高醫醫學系大一時，選修過我開課的「生死學與生命關懷」通識選修課程。這梯次我負責三個早上，每次講滿三小時課程，我讓三位年輕醫師閱讀我寫作出版的安寧書籍，在第三次課程時每人進行五分鐘的口頭報告。有醫師報告：過去半年多來在醫療現場經驗過，需要「安寧療護」的病人卻「不得安寧」，只因為主治醫師很積極、家屬人多嘴雜意見擺不平，讓「安寧共照護理師」兩面不是人。我問：「那位病人的意見和聲音呢？」我說：「除非病人昏迷，我才會聽家屬的意見。你的報告裡面，我完全沒有聽到尊重末期病人的意願！」

我說：「你們可以回想：過去有哪些病人是可以接受安寧療護，但是卻被醫師和家屬給錯過？請你將來記得：第一優先一定

是病人的意願，不要只會聽從主治醫師和家屬的意見！畢竟醫師是因為有病人，才值得存在，身為醫師應該為病人挺身而出，爭取病人應有的權益。」我再說：「你剛才提到ＣＰＲ（心肺復甦術）現場，那是『死道友沒死貧道（台語）』！我們都會把簾子拉起來、把家屬請出去，所以家屬根本就沒機會看到急救過程，他們當然就不知道CPR的殘忍和可怕。親人被送來時還是活的，簾子拉開時卻已經死了，中間發生兩個成語『杯盤狼藉』和『血肉模糊』！這是我近年來最大的感慨：『台灣前輩醫師少做的一件大事，就是醫療常識的社會教育！』」

安寧療護是積極處理症狀！

我近十幾年來透過「張啓華文化藝術基金會」，努力推動「安寧療護與生死學」的社會教育！高醫「安寧共同照護」護理師黃裕雯過去曾經邀我出席她們的「安寧共照個案討論會」，某次她報告一位病人，家屬竟然說：「我知道安寧療護。」這句話讓她鬆了一口氣，因為她就不用再花很大的力氣去解釋：「安寧療護到底是什麼？」我問黃裕雯：「你有沒有問那位家屬：是透過哪個管道才知道安寧療護？」她沒問。我說：「你下次記得要問這句。因為如果家屬是聽廣播或看電視，我就要更努力去廣播電台錄音、電視台錄影；如果家屬是聽我演講而知道，我就要更努力到處去演講。我過去的努力，可以讓安寧團隊在未來節省力氣和減少工作量，大家卻不知道要感謝我！」

前陣子聽說有內科醫師對家屬說：「內、外科是積極治療疾病，安寧療護是消極處理症狀。」我很想請問：「內科和外科對於已經無能為力的末期病人，主治醫師有本事繼續積極治療疾病嗎？既然自己沒本事積極治療疾病，憑什麼還要汙衊安寧療護只能消極做好症狀控制呢？」沒想到現在還有這種無知的醫師，他一定沒聽過柯文哲手下大將、現任台北市立聯合醫院總院長黃勝堅醫師的說法：「台灣人都說『愛拚才會贏！』如果會好，當然要拚治療；但是對於已經不會好的末期病人，我們就要拚尊嚴！」安寧療護其實是「積極」的進行疼痛控制和症狀控制，是「增進生活品質」的醫療，這是民國89年通過並施行的「安寧緩和醫療條例」對「安寧緩和醫療」的定義。

（根據「全國法規資料庫」：安寧緩和醫療：指為減輕或免除末期病人之生理、心理及靈性痛苦，施予緩解性、支持性之醫療照護，以增進其生活品質。）

主治醫師不是家屬養的狗！

我演講「病情告知與病程溝通」時會說：「一般醫師做的病情告知是單次且單向，以為對病人講一次就應該聽懂，而且沒有像護理師進行衛教有『回復示教』的步驟，讓病人說出他聽到和知道，以確認他有學到。所以我把『病情告知』改稱為『病程溝通』，意思是：在疾病進展過程中，醫師要不斷的對病人進行雙向溝通。」我近幾年越發覺得可疑：「為什麼家屬都誤認為：只要醫護人員不講，病人就不知道自己有病或在生病？為什麼連專

業的醫護人員竟然都誤以為：只要不告訴他診斷名稱，病人就會相信自己沒病？明明只要生過病，就一定知道：病情長在身體裡面！身體讓我越來越不舒服，家屬卻說我會好，醫護人員說我報告正常，我為什麼還是更加不舒服呢？」

這梯「PGY（台灣是殖民地國家，官方都用英文）」教學，我脫口而出：「當家屬要求主治醫師不能對病人告知病情，身為醫師沒有為末期病人挺身而出，竟然直接屈服於家屬的多數暴力，醫師不就變成家屬養的狗？！叫你坐下，你就乖乖坐下；叫你起立，你就乖乖站起來。家屬要你不能講、不准對末期病人告知病情，你不僅沒有站在末期病人的立場，努力去教育家屬，卻狗仗人勢、為虎作倀，主治醫師不就變成家屬養的狗了嗎？你雖然當上主治醫師，難道真的會覺得自己很光榮嗎？」我從小個性孤僻沒朋友，當醫師後更沒朋友，有病才會找我。等我從事安寧療護後更慘，親人末期才來找我。我現在很怕接到親朋好友來電，只能祝福大家永保安康，永遠都不需要我。

【許禮安補註】
我寫這段就等於公然得罪全台灣的主治醫師，因此這可是我冒著生命危險寫下來的肺腑之言啊！
許禮安111-03-22（二）亥時初稿/高雄安居
許禮安111-03-23（三）辰時完稿/高雄市張啓華文化藝術基金會

| 第一部分：安寧療護與觀念澄清 | 65 |

# 關於疼痛控制的故事

我不願意讓病人多痛一分鐘

我的手機0955-784-748,是24小時開機、全年無休的「安寧諮詢專線」,已經持續大約四分之一世紀。我最近開玩笑說:「我一樣是二十多年沒有換過手機號碼,我和大明星的差別就是:到現在都還沒有初戀情人願意回來找我。」我曾經接到一通安寧諮詢電話,一位女病人說:她癌症末期在成大看病,現在很痛想要到屏東給我看。我說:「我在衛福部屏東醫院只有週一下午和週四下午看門診,其他時間不在醫院,你萬一在其他時間來醫院,我就幫不上忙,你就會痛到我看診時間為止。」(我今年只剩下週一下午看門診,週四下午改成外出看居家醫療整合照護的病人。)

結果我過幾天的週一中午去醫院,當時我還有在做「安寧共照」,就是去各科病房看安寧療護與疼痛控制的會診,才知道這位打電話給我的女病人,竟然在週四晚上掛急診被內科收住院,然後一直痛到週一中午。我去看會診時,她還很痛,我趕快看完,打好「會診回覆單」,建議先打一支止痛針,然後調整止

痛藥。我們看會診不能直接幫病人改藥，我的「會診回覆單」的建議，原科的主治醫師可以不採用，畢竟病人有事是他要負責。我下樓看門診，中間空檔還在住院電腦系統查看：病房給她開藥打針了沒？但卻遲遲都沒看到病房有開藥，或是給任何止痛的處置。

我擔心下午四點是護理師白班和小夜班交班，就更沒空幫她處理止痛的問題，我還打內線分機電話去病房追問，請專科護理師趕快想辦法幫她止痛。我很著急，因為我覺得病人已經痛了三、四天，我不願意讓她再多痛一分鐘！可是病房的醫師、護理師好像一點都不急，因為在一般病房是治病救命優先，會不會他們覺得：反正病人已經痛了三、四天，再多痛個幾小時也沒差！如果將來是你自己在痛，請問你會希望遇到帶著哪一種心態的醫護人員呢？你會願意遇到不把你的痛苦當成一回事，覺得「反正那是你在痛，又不是我在痛」，認為「別人家的死不完」的醫護人員嗎？還是希望遇到把「你的痛」當成「我自己的痛」，急著要趕快幫你止痛的醫護人員呢？

病人連續講一星期還是沒用

我曾經去外科病房看會診，處理疼痛控制，我問病人：「你說：你已經痛超過一星期，那你怎麼沒有跟主治醫師或護理師講呢？」他翻白眼哀怨的說：「我已經連續講一星期，送來的藥連半顆都沒改，請問我繼續講會有用嗎？」原來他已經絕望到：

覺得再講也是「無三小路用（台語）」的地步！我因此發現與覺悟：病人不抱怨，不表示你很厲害，有時候反而是他已經對主治醫師失望透頂！後來病人願意每天跟我說他哪裡不舒服，我都要很感恩！因為這樣表示病人至少還看得起我，知道他跟我講是有用的，知道我願意每天為他傷腦筋，努力幫他調整止痛藥。畢竟，末期病人的疼痛通常只會一直變化與不斷增強，病人願意告訴我就代表他信得過我，而我願意每天接受挑戰，只為了要讓末期病人舒服，很有生活品質的一直活到最後。

曾經有外科病人，我去看會診做疼痛控制，我先查看病歷紀錄，發現主治醫師沒有開立給病人固定按時服用的止痛藥，雖然有開立「必要時使用（PRN）」、有痛才能施打的止痛針，但是連額外可打的止痛針都沒有打到。既然沒有止痛藥可吃，也沒打到止痛針，我不知道為什麼要會診我去做疼痛控制。可是當我看到病人時，我就都明白了，我問病人：「你有沒有在痛？」他就趕快點頭，很像「久旱逢甘霖」，而我就是他的「及時雨」！我接著問他：「你哪裡在痛？」他就趕快比劃他痛的位置給我看，臉上的表情彷彿我是他的「救星」。原來這位病人喉嚨有氣切，他不能講話，如果醫護人員都沒人去問他痛不痛，他根本就沒辦法開口說他在痛！這樣他怎麼可能打得到止痛針呢？看來外科病房唯一做對的一件事就是：會診我去做疼痛控制。

我十多年前去羅東聖母醫院演講安寧療護，安寧病房的安寧專科護理師跟我訴苦：「許醫師，我假日值班時，末期病人在

痛,我幫病人改藥單,還要親自送藥單去藥局,然後被值班藥師擺臉色,竟然背對我說:『很煩欸,安寧病房的藥單又來了!』」她當然會覺得很受傷、很挫折,我知道那種感覺,我們為末期病人盡心盡力,不被理解就算了,甚至還會被醫院同事嫌棄。我安慰安寧專科護理師說:「你太善良,沒當過壞人。那個值班藥師太幸運,沒遇過壞人。如果有人膽敢這樣對我說話,甚至嫌我煩,我會回他說:『那不然等你或你的親人末期的時候,我就都不要改藥單,讓你痛到死,你說這樣好不好呢?』我看他要怎麼回話。」我都開玩笑說:「我們從事安寧療護的人比較阿Q,如果長官不支持安寧療護,我們心裡有一句OS(旁白)叫做:『總有一天等到你!等到你末期的時候,我就會好好照顧你!』」

## 只有你自己的痛才是真的痛

我過去在醫院全職工作時,會到各科病房看末期病人的會診,主要是進行「疼痛控制」的給藥建議。當年民眾缺少對安寧療護的觀念與認識,我不敢直接宣稱我是安寧專科醫師,怕被家屬趕出去,他們會說:「我們還沒那麼快(就要死)!我們還不需要!」感覺自己就是披著黑斗篷、拿著大鐮刀的那位(死神)!有時候末期病人會希望繼續做治療,問我:「醫師,我還能不能做治療?」我會說:「我的專長是疼痛控制,我來幫你止痛、讓你舒服,還能不能做治療,要問你的主治醫師。」然後我會告訴病人:「假如還能做治療,但是把治療搞得很痛苦,這樣的治療,

我相信你也做不下去。萬一不能做治療，讓你活著很痛苦，我相信你也不想繼續活下去。所以，不管能不能做治療，都要優先讓你不痛苦！」

過去醫療界認為：治病和救命優先，因此當不再能夠治病和救命時，「疼痛控制」只是治病和救命之外的「第三任務」。但是，我卻認為：「疼痛控制」應該是「優先任務」和「基礎任務」！有些末期病人覺得自己會被止痛藥控制，我說：「不是你被止痛藥控制，而是你要善用止痛藥讓自己不痛，把省下來的力氣去做你該做和想做的事！而不是把僅剩的力氣都用在忍耐疼痛，然後什麼事情都做不了，一直痛到死為止！」我還說：「不管還能不能做治療，我至少要讓你先不痛，這樣你才可以吃得下、睡得著，日子比較可以繼續過下去。不然，你一整天都在痛，吃不下又睡不著，你很快就會不想要活下去！」

我不懂為什麼家屬都會跟末期病人說：「止痛藥吃多了不好，所以要忍耐疼痛，儘量不要吃止痛藥！」我們當醫師本來就不會開太多止痛藥給病人，因為萬一吃出問題是醫師要負責，會認真做疼痛控制的醫師本來就不多，現在我們開止痛藥給末期病人用，有些家屬甚至還會把止痛藥藏起來不給病人吃。我說：「當你在牙痛的時候，如果有任何人這樣跟你說，不給你止痛藥，儘說些風涼話，你會怎麼想？你應該很想海K他一頓吧！」何況家屬的邏輯很有問題，你要知道：「飯吃多了也不好，會吃撐了，還會變胖！」那麼我可以對這些家屬說：「飯吃多了不好，

所以你要忍耐肚子餓，儘量不要吃飯！」你覺得家屬會接受我這樣的說詞嗎？請注意這是一樣的邏輯喔！

因為花甲照顧發展協會而寫

我長年演講安寧療護、臨終關懷和生死學的各種主題，但是好像已經很久沒講「疼痛控制」的議題，以前曾經在高醫開班授課對醫護人員和志工，講全天六小時的「疼痛控制與疼痛護理」課程。最近接到「高雄市花甲照顧發展協會」的邀約，在橋頭農會甲圍分部的三樓，「耳順日間照顧（小規模多機能）」的場地，開辦「安寧療護繼續教育」課程，為配合照服員上班或工作時間，因此分成三梯次：「週六班」、「週日班」、「夜間部」各十二小時，分別講四個主題：「安寧療護與生存美學」、「疼痛控制與症狀控制」、「安寧療護與病人自主」、「瀕死症狀與臨死覺知」，各三小時。

週六班是兩個週六全天：4月23日和4月30日全天，早上九點到十二點和下午一點到四點。週日班是4月24日和5月1日（勞動節）一樣是全天。夜間部則是四個晚上六點半到九點半：5月3日週二、5月5日週四、5月9日週一、5月12日（國際護師節）週四。因為不同梯次的關係，所以我是4月23日週六和4月24日週日，連著兩天講一模一樣的課程：「安寧療護與生存美學」、「疼痛控制與症狀控制」，下週4月30日週六和5月1日週日，也是連著兩天講一樣的：「安寧療護與病人自主」、「瀕死症狀與臨死覺知」。可是

我記憶力不好,沒有辦法像放錄音帶一樣,講出完全一模一樣的內容。

所以我認定自己不適合當專任教師,聽說例如帶八個班,就要在一週內重複講八次同樣的東西,下一週另一個主題再重複講八次,感覺是把自己變成錄音帶的概念。我在講「疼痛控制與症狀控制」時,發現有些故事沒有寫在演講用的ＰＰＴ上面,都是我演講時自動會從記憶深處冒出來的故事,都是過去在從事第一線安寧療護時遭遇的經驗。因此,我覺得應該要把過去常講的故事寫下來,以免日久年深因記憶逐日淡忘而終至煙消雲散,畢竟我沒有把握自己將來不會老到罹患失智症。就像我以前說過:「我必須趕快把故事寫下來,這樣就可以安心地把它給忘了!」所以才會寫了那麼多本書可以出版。

【許禮安註】

我最後調整了四個子標題的順序:把一開始寫的第一部分「因為花甲照顧發展協會而寫」搬到第四部份當結尾,同時把第二部分「只有你自己的痛才是真的痛」移到第三部份。再把原來的第三部分「我不願意讓病人多痛一分鐘」變成第一部分,因為我認為基本態度很重要,然後把原來的第四部分「病人連續講一星期還是沒用」放到第二部分,這裡面有三個小故事,希望能給大家一點啟發。

許禮安111-04-23(六)亥時開始/高雄安居
許禮安111-04-24(日)戌時繼續/高雄安居
許禮安111-05-11(三)國際護師節前夕/戌時完稿/高雄安居

# 預立醫療照護諮商觀念兼談
# 「安寧緩和醫療條例」與「病人自主權利法」

預立醫療照護諮商與五福臨門

今天要談的主題是「預立醫療照護諮商」,這是根據「病人自主權利法」而使用的名稱,這件事情以前叫做「預立醫療自主計畫」,英文字首大寫簡稱「ACP」,全文是「Advance Care Planning」,中文的意思是「預先的照顧計畫」,這裡主要用在「由病人自主決定的醫療方案」,因此稱為「預立醫療自主計畫」。台灣人超級崇洋媚外,老是用英文簡稱「ACP」來宣傳,我如果把「預立醫療自主計畫」簡稱為「預醫自計」去演講,民眾應該不知道這是什麼「碗糕(台語)」,更何況用英文簡稱「ACP」!這裡是台灣,而且你又不是「阿度仔(台語)」!不論是「預立醫療自主計畫」或「預立醫療照護諮商」,目前牽涉到兩個法律:「安寧緩和醫療條例」(民國89年、西元2000年,公告即開始施行)與「病人自主權利法」(民國105年公告,三年後108年1月6日開始施行)。

前段提到的「ACP(Advance Care Planning預先照顧計畫)」，又稱為「預立醫療指示」，是指「讓個人在其有行為能力時，預先表達個人的期望與意願，為自身的醫療照護預做規劃，或利用指定醫療委任代理人，在病人失去行為能力時，代理病人做決定」。「預立醫療指示」的基本精神是：「任何有關我的決定一定要有我」！因此必須邀請家人、親屬或朋友，以及醫療團隊共同參與，所有討論的內容需被紀錄成「預立醫療指示（Advance Directive）」，根據「病人自主權利法」，這個法律文件叫做「預立醫療決定書」，而且可隨著每個人的需求，定期回顧醫療指示內容或於需要時進行修訂。這將「有助於醫師所採取的各種醫療措施能符合病人自身的最佳利益，目的在尊重個人自主與顧及醫療決策倫理下，讓病人有機會能參與末期臨床決策，以達到尊嚴死亡與『善終』的目標」。

春節過年時，如果有人祝你「五福臨門」，你應該很高興；但是如果有人「單挑」祝你「得善終」，你就會覺得很「破格（台語）」和不吉利，這就是因為你無知！高雄市知名的「從一數到十」的十條主要道路，當中的「五」就是「五福路」，我就是五福國中畢業的校友（民國66到69年，學號60573）。所謂「五福」源自《尚書·洪範》：「一曰壽、二曰富、三曰康寧、四曰攸好德、五曰考終命。」用白話文依序來說是：「長壽、富貴、健康安寧、修好德、得善終。」第五福的「考終命」是指「命終安詳而死」，如果沒有「得善終」，頂多就只有「四福」臨門而已。因此，我說：

「五福臨門」的最後「臨門一腳」,就是祝你「得善終」!更何況有人「祝你得善終」,你還不開心,不然,難道要相反的「祝你不得好死」,你會比較高興嗎?「安寧人」說:「善終不是理所當然的!機會是給已經準備好的人!」

你有簽署「預立意願書」嗎?

我曾經去屏東縣醫師公會演講安寧療護,我問在場的醫護人員:「將來萬一自己不幸重病末期,希望不要被插管、不要死得太痛苦的人舉手?」幾乎通通舉手。我再問:「已經簽好那張免費『預立意願書』的人請舉手?」只有小貓兩、三隻。我說:「醫護人員每天追著末期病人問:要不要插管?不插管就要病人簽署『預立意願書』。如果自己都沒簽好『預立意願書』,怎麼好意思叫病人簽署呢?結果自己都沒簽好,是覺得自己不會死嗎?」有位資深護理師忽然在底下冒出一句:「許醫師,我們沒那麼快!」我說:「俗話說:『天有不測風雲,人有旦夕禍福』,你們都不希望將來被插管,卻都沒事先簽好『預立意願書』,然而現在醫界認定:你只要沒簽署『預立意願書』,將來不管再怎樣末期,都一律要插管!你覺得你將來會怎麼死呢?」

柯文哲醫師說:「人只有兩種死法:一種是有插管,一種是沒插管。」我總是要模仿名人,才可以蹭「網路流量」。許禮安醫師說:「人只有兩種死法:一種是有準備,一種是沒準備。」我是「有準備」,已經簽好「預立意願書」,希望將來死的時候可

以「沒插管」；你們大多數都是「沒準備」，將來末期臨終的時候就等著「有插管」！我在高雄醫學大學開課「生死學與生命關懷」，所以我順便問：「在座已經寫好遺囑的人請舉手？」一樣是小貓兩、三隻。我說：「從事安寧療護的人，不管是醫師、護理師、社工師、心理師、宗教師或志工，如果自己沒寫好遺囑，怎麼有資格教導末期病人和家屬：面對死亡、接受死亡，做好『死亡準備』呢？」我常說：「臨終三件大事：交代後事、完成心願、了結心事。應該要趁還清醒的時候趕快去做！」

心肺復甦術到底是在做什麼？

「心肺復甦術」的英文大寫簡稱是「CPR」，C是「心(Cardiac)」，P是「肺(Pulmonary)」，R是「復甦術(Resuscitation)」，「CPR」全名是「Cardio-Pulmonary Resuscitation」。在1960年代開始，用在搶救急性心肺功能停止，包括溺水、電擊、車禍、心臟病發作或其他急性病人，而有機會挽回生命的技術。後來擴大使用在所有即將死亡的病人身上，可是有一群病人是器官衰竭或癌症轉移到末期，救回來是昏迷狀態，用機器撐著「暫時還沒死」，表面上是「延長生命」，但被延長的不是有意義的生命，只有延長病人的受苦。於是，「心肺復甦術」變成一種「死亡前的儀式」，或是「安寧界」說的「死亡套餐」：「插氣管內管、電擊、接呼吸器、進加護病房」，這會讓末期病人「好不了，卻又暫時死不了」，變成是「加工死」或「加工不

讓他死」！

「心肺復甦術」的目的到底是什麼？原本這種「急救與維生醫療」，是「解救因急症或外傷而垂死之病患，使其在身體大部分功能未破壞的情形下，能有機會治療與復原。」因此，以下情況是需要考慮「自然死」，不要再用「心肺復甦術」繼續折磨他的病人：高齡者自然往生；末期癌症病人；多重器官系統衰竭或單一器官衰竭者，如肝衰竭、心衰竭，呼吸衰竭、腎衰竭；其他目前醫療仍無法治癒的疾病，如愛滋病合併呼吸衰竭、末期失智症、運動神經元萎縮症等。在台灣每年死亡超過十七萬人，以上每年約有十二萬到十四萬人之多，應該放手讓他們「自然死」，而不是用「心肺復甦術」等「死亡套餐」，把他們「加工死」或「加工不讓他死」，導致他們被折磨到死。

有誰需要寫下預立醫療指示？

有誰需要事先寫下「預立醫療指示」呢？依序有以下四種人選：「1.罹患威脅生命的疾病；2.罹患慢性病，會有突發狀況；3.年紀大；4.全民運動。」我先來說「1.罹患威脅生命的疾病」，所謂「威脅生命的疾病」約略等於是「無法治癒的疾病」，包括：五大器官（腦、心、肺、肝、腎）的衰竭，癌症，愛滋病（AIDS）病人，漸凍人（運動神經元萎縮症）等。接著是「2.罹患慢性病，會有突發狀況」，例如：高血壓病人有可能突然中風或腦溢血，糖尿病病人可能酮酸中毒或低血糖而休克昏迷，洗腎（慢性腎衰

竭）病人可能突然血壓降低（像毒物專家林杰樑醫師），心臟病（心律不整或心臟衰竭）可能會突然心臟停止。再來是「3.年紀大」，歐美的「西方醫學」早期把「肺炎」當成是：「老人通往天國的單程車票（或機票）」。

其實臥床老人不管沒有插鼻胃管，都很容易發生「吸入性肺炎」，可能會因此而「自然死亡」。過去醫療不發達而可以「放手讓他自由飛」，現代醫療則是以「插管、接呼吸器、打抗生素」等，一次又一次的取消老人「通往天國的車票」。老人是昏迷的，沒有家屬來看他，讓他活著，可能只是因為家屬可以幫他領「月退」來花費，而且醫院和醫師有業績。民國初年山東省主席閻錫山說：「人的身體，過了五十歲就是一年不如一年；六十歲的身體是一月不如一月；七十歲則是一日不如一日；八十歲以後更是一時不如一時。」我自己追加說：「九十歲是一分不如一分啊！」老人家年過九十歲最好的結局，就是睡覺忘記呼吸，可是如果家屬沒有心理準備，突發狀況就打一一九叫救護車，把長輩送到醫院急診室，老人的下場就是被以「死亡套餐」全套伺候，因此而不得善終！

最後是「4.全民運動」，老人家都希望最後是「無疾而終」、「壽終正寢」與「安詳辭世」，除了老人必須簽署「預立意願書」，還必須家屬懂得「安寧療護」的正確觀念。可是，俗話說：「棺材不是裝老人，而是裝死人的！」意思是：不是等到成為老人才會死，有些人會「天不假年」、「英才早逝」甚至「胎死腹中」。

我在高雄醫學大學開課「生死學與生命關懷」，選修的大學生絕大多數都是年輕人，年輕人都覺得自己不會死。因此，我會出言「恐嚇」他們：「老人家要死，可能會拖很久，因為都是慢性病居多。年輕人死得比較快，出門砰一下就會死翹翹！所以年輕人的意外險要保多一點！」我聽說台灣的車禍，每週至少會死掉一位「男大生」加上一位「女大生」！所以，全民都應該趁早來學習「安寧療護」、「臨終關懷」與「生死學」。

何時開始談死亡與尊重自主？

何時開始談死亡？答案是：就從現在起！俗話說「千金難買早知道」，又說「有備無患」，安寧界的名言是：「凡事希望有最好的結果，但別忘記做最壞的打算。」歐美有所謂「驚訝的問題（Surprising Question）」，意思是：當你看到這位病人時，假如他在六個月內死亡，而你不會覺得驚訝，你這時候就應該和他談死亡。我演講時詢問醫院的醫護人員或長照機構的照顧服務員，即使再資深都不敢說自己可以看得出誰會在半年內死亡？我常說：「醫師都沒有學算命，所以醫師算的命都不會準確。」我演講時對學員開玩笑：「安寧病房的末期病人，我大概看得出他還能活多久；可是在座健康的各位，我完全看不出來你還有多久可以活！」所以，你現在就應該談死亡和做準備！

台灣「安寧療護之母」趙可式老師說：「末期病人的死亡，是短期內無法避免，一種可預期的未來。」她認為：急救末期病

人最後將是「四輸」的局面！因為「病人無法安詳往生。家屬目睹病人受苦的瀕死過程後，可能承受更久的哀傷與悔恨。國家必須因此付出無效益且大量的支出。違反醫學倫理：自主原則、行善原則、不傷害原則、正義原則。」我在幾年前發現的一個真相與真理是：「末期病人都希望不要繼續受折磨，但是家屬卻希望和親人常相左右，於是家屬就會聯合醫護人員繼續去折磨末期病人，然後醫護人員一不小心就成為：家屬對末期病人多數暴力與霸凌的共犯與幫兇！」我認為：整個醫療照護現場每天都在違反倫理，沒有「尊重病人的自主權與個別差異」，卻因為大家都習以為常且不以為意的這麼做，就誤認為這麼做應該沒有錯！

【許禮安註】
根據民國89年6月7日公布且同日開始施行的「安寧緩和醫療條例」，「預立意願書」只是簡稱，全名是「預立安寧緩和醫療暨維生醫療抉擇意願書」，因為全名太長，很少有人能記得住、而且說得出來，因此，「安寧人」習慣省略中間而用頭尾簡稱「預立意願書」。

許禮安111-06-19（日）巳午申時完稿/高雄安居

# 斷食不一定能善終

斷食不一定能夠得到善終!

最近有個誤導民眾的用語叫做「斷食善終」,把兩個毫不相干的語詞連結在一起,讓人感覺好像只要「斷食」就能夠「善終」,或是「斷食」就等於「善終」。其實真相是:「斷食不必然會善終」、「斷食不一定能夠得到善終」!但是被「有心」人士給縮寫或簡稱為「斷食善終」,很容易誤導「不習慣用腦袋思考」的社會大眾。就像我常說的:其實是「人一定勝不了天」,卻被教育簡稱「人定勝天」,長期洗腦就以訛傳訛,不知道台語俗話說:「千算萬算,不值得天一劃!」不懂得《紅樓夢》說的:「機關算盡太聰明,反誤了卿卿性命!」

只因倡導人是醫師,只以幫助自己母親「斷食」而僥倖「善終」,就大肆宣揚,違反醫學界講求證據的「實證醫學」觀念。別說只有一人,就算幫助十人、百人施以「斷食」而幸好得到「善終」,都無法證明「斷食可以直接連結或等於善終」!我從事「安寧療護」將近三十年的經驗,據我所知:「斷食」之後,如果沒有「安寧療護」的「疼痛控制」、「症狀控制」和「舒適護理」,很可

能有時候沒辦法讓臨終者得到「善終」。但是，把「善終」的功勞完全歸給「斷食」，卻絕口不提「安寧療護」給臨終者的幫助，這是公然的詐騙！

只要有一人斷食後不得善終

你可能不懂醫療的「實證」邏輯，但你應該聽過「黑天鵝效應」：據說歐洲人自古以來，誤以為「天鵝一定是白色的」，後來在澳洲發現「黑天鵝」，從此「天鵝不一定是白色的」。我演講時問大家：「請問要看到幾隻黑天鵝，才能推翻『天鵝一定是白色的』這個命題？」答案：「只要一隻就夠了！」只要出現一隻黑天鵝，就足以證明「天鵝不一定是白色的」。同理可證：只要有任何一人「斷食」後不得「善終」，甚至因為沒有得到「安寧療護」良好的「疼痛控制」，而痛苦哀號到死，就足以推翻「斷食善終」的用語，而證明其誤導大眾。

用自己母親的成功案例，或者就算用十人、百人的成功案例，就想要用來舉證「斷食善終」的效用，這和坊間流傳的「偏方、秘方、草藥」一樣，只用少數幾個成功案例，就想要證明其有效，如果這樣就可證明有效，早就應該獲得諾貝爾獎的醫學獎。有一本《戰勝癌症》在推銷「中國天仙液」，曾經長據「金石堂暢銷書」醫療類的榜首，就是舉出許多成功案例予以證明。殊不知醫療講究「成功率」，必須知道分母多少，假設有十萬人使用，卻只能舉出十人成功，所有「偏方、秘方、草藥」，都不會告訴你分母，

就是總共多少人使用,正所謂「一將功成萬骨枯」、「騙死人不償命」,這是一樣的邏輯。

安樂死的死後不一定安樂!

同樣的道理,「安樂死」也是個詐騙或誤導社會大眾的用語,因為「安樂死的死時和死後不一定安樂」!首先,「安樂死」的死時是否安樂?死者已經無法回來「託夢」加以確認,這叫「死無對證」!再來,「安樂死」的死後是否能夠安樂?如果你相信「死後一無所知或一無所有」,宣稱「安樂死」後就可以得到安樂,就根本是在詐騙你!如果你相信有「死後世界」這回事,那麼「安樂死」是否能夠保障死者「死後必得安樂」?你是否想過:萬一死後不得安樂,甚至死後比活著更痛苦,這些被「安樂死」的人,又沒有本事還魂或索命,只能在死後的「無間道」或「死後世界」中輪迴受苦!

我要問的是:你確定「安樂死」的死時和死後,必定可以得到安樂嗎?你現在認同「安樂死」,只是因為相信「活著太痛苦的人有權利選擇死亡」,卻沒考慮到「萬一死後比活著更痛苦」,變成是你害了他,讓他去「死後世界」受苦!我當然沒有這種「特異功能」,足以證明「死後世界比活著更痛苦」;但我相信你也沒有「特異功能」,可以證明「死後世界必然比活著更幸福快樂」!怎麼有人會傻到:沒有探聽一下死後要去的地方,就決定這樣去送死了呢?如果你根本沒想過這件事,表示你不夠資格

第一部分:安寧療護與觀念澄清 | 83 |

和我討論「安樂死」,而「安樂死」要詐騙的對象,就是像你這種「有腦袋但卻不用來思考」的人!

許禮安111-11-03(四)午時初稿/衛生福利部屏東醫院社區健康部<br>
許禮安111-11-04(五)戌亥時完稿/高雄安居

# 談安寧療護的善終迷思

## 一、應尊重病人而非聽從家屬決定

我近年來演講「安寧療護」常說：「我發現一項真理：末期病人都希望不要繼續受折磨，但是家屬卻希望和親人常相左右，於是家屬就會聯合醫護人員繼續去折磨末期病人，而醫護人員一不小心就會變成家屬對末期病人多數暴力和霸凌的共犯與幫兇。」我們應當詢問的，不是對陪伴者（家屬）最重要的是什麼，而是對臨終者（末期病人）真正重要的是什麼？兩者的需求不一樣，甚至是完全相反，病人「欲走」，但家屬「強留」。

我都說：「家屬決定做不做急救，將來都會後悔！做了急救，家屬將來會後悔：竟然讓親人死得這樣悽慘！不做急救，家屬將來會一直想著：如果當初有做急救，說不定親人現在還活著！」所以重點是：家屬應該尊重病人的決定，家屬要在親人還清醒的時候，就先知道他的決定，然後一切都是為了滿足病人的「身、心、靈」需求，而不是單方面的增加末期病人的受苦，卻只是為了滿足家屬的需求！

在醫療現場的狀況，經常是家屬極力要求醫師一定要急救

到底,當醫師不願意對抗人多勢眾的家屬,畢竟家屬會活著繼續告醫師,於是就會犧牲可憐的末期病人,把他的身體當作醫療的戰場,「有洞就插管,沒洞就開洞」,一直到血肉模糊、殘破不堪為止。我們如果把死亡當作是敵人,人類永遠都只能是「失敗者」!有很多人可以「抗癌」成功而成為「抗癌鬥士」,但是自古以來,從來沒有人能夠「抗死」成功而成為「抗死英雄」!

安寧療護強調尊重自主權與個別差異,因此不會用所謂的「例行公事」或者「常規(routine)」,來強迫病人與家屬遵守或照辦。在安寧療護裡面,每位病人都是「病危」而且即將走入「死亡」,這只是「日常」生活,但絕對不是「小事」。家屬面對一位親人即將走入必然的死亡,而我這個安寧醫師卻得同時面對一、二十位病人可能同時即將死亡,我面對死亡的心理壓力並不見得比家屬輕鬆,因此對我而言絕對不會只是「日常小事」。

二、家屬和教徒可能誤解臨終狀態

家屬看到的或傳達的可能只是家屬眼中誤以為的病人狀態,家屬將自己的期望投射到病人身上,單向的認知和片面之詞,僅供參考但不一定是真實。俗話說:「人之將死,其言也善。」但是,末期病人有可能因為身體能量衰退,沒有多餘的心力去應付勾心鬥角和愛恨情仇,社會功能隨著身體功能一起退化,於是只剩下孟子強調的「人性本善」,「不想再和世界爭辯了」,自然開顯出「良善的本心」。

家屬和教徒可能都誤解臨終狀態。病人可能不是在擊退病魔，而是身體能量衰退，沒有精力去進行宗教儀式。不管有無宗教信仰，末期病人基本上都不想死，只想繼續活下去，而且不需要活到天長地久，「只要明天早上可以醒過來」就夠了！家屬不明白病人的狀態是善變的、隨時都在變化的，今天早上說不想見神父，可能到中午就又想見神父，家屬以為病人說的是從此都不想再見到神父。神職人員和教徒要懂得尊重病人和家屬，至少要先確認病人此時的「身、心、靈」狀態是否適合接見「訪客」。

　　我以前在花蓮慈濟醫院的心蓮病房工作時，曾有末期病人要我們幫他阻擋慈濟師兄師姊，我們幫他在單人房的門口掛上「請勿打擾」的告示牌，結果有位師姊開門就要衝進去。我說：「請等一下，你看這個牌子上面寫什麼？」師姊說：「可是我是來關心的，我並不是要來打擾他啊！」這就是臨終現場，沒有看到末期病人的需求變化，多數人都在旁邊自以為是。

　　即使末期病人希望能再見到誰，可能只是一時的念頭，很快就會隨著病情變化而過去，或者等到身體崩壞，心智無法運作，這些想法都會消失。可是家屬和安寧療護團隊經常誤以為這是病人的「臨終心願」，必須努力去達成，否則病人會因「心願未了」而「死不瞑目」。西蒙・德・波娃在書中寫的可能只是女兒的片面之詞，說不定媽媽根本就沒有想要再見到她，而這或許才是家屬更無法接受的。

### 三、對老化與死亡的基本人性反應

我們從一出生就應驗了「霹靂布袋戲」的一句名言:「一步一步踏入死亡的界線!(台語)」我們每天拖著一副「未來的遺體」,千辛萬苦的活在這個世界上。可怕的是毫無自覺,或者不願意、不敢去察覺,死都不肯承認的,一直到死為止。只可惜疾病和死亡總是不請自來,而且「侵門踏戶」、「死皮賴臉」的「落地生根」。我們活著,只會每日每夜、每時每刻、每分每秒的,越來越靠近老化、疾病與死亡!

我都說:「我們對於死亡的基本人性反應是:轉身、背對和逃離。因此,沒有一個正常人會想要面對死亡和接受死亡。」恩師余德慧教授說:末期病人其實都只是「帶病生活」,帶著嚴重的疾病,但還想要繼續過生活。根據研究顯示:老人都認為「老人」是指「比我老很多歲的人」。因此,不管自己幾歲,都還不能算是老人。所以,要老人「認老」和「服老」,也是一件違反「基本人性」的事情。

通常當病人知道自己罹患癌症時,第一個問題就是:「為什麼是我?」這裡面有兩個意思:首先,「不應該是我」,因為「我是好人」,好人怎麼會得癌症?其次,「應該是別人」,尤其「外面那麼多壞人」,怎樣也輪不到我!這種隱藏在潛意識的心態,台語叫做「詛咒乎別人破病」!家屬要到何時才願意承認「必死」的結局,而不是讓親人的可憐軀體一再地飽受醫療體系的摧殘。我們認為:末期病人是我們健康者的生命導師,他用臨終生

命透過身教或言教，教導我們要如何認真過生活。

這是理智和情感的交戰：「理智」承認「人都會死」，「情感」無法接受「會死的竟然是我的親人」。之前以為是「病後療養」，只是回歸正常生活的過渡時刻與中繼站，現在變成「臨終過程」，是永遠不會回復正常的一路走向終點，此時此地才有了另外的意義。家屬和陪伴者用心智想像力去投射與造作出來的描述，真相並不一定是如此，可能只是因為身體衰敗、能量渙散所導致的自然現象罷了。

對末期病人和家屬而言，死亡才是唯一的真實，但是死亡如太陽般無法直視，會燒灼眼睛、燙傷人心。因此，人們習慣把死亡藏在日常生活不可見之處，在急診室、加護病房、安寧病房、殯儀館等地方。我常說：「生、老、病、死」本來是日常生活，但我們卻把它隔絕開來，藏到日常生活不可見之處，以為看不見就等於不存在。出生在醫院產房或婦產科診所，無法自我照顧的老人就被迫入住安養機構，病重就在醫院住院，甚至轉到加護病房、呼吸病房、隔離病房等。所以，我們眼中看到的世界，其實只是一個有著「健康」假象的片面世界，是一個看不到天天在你眼前上演「生、老、病、死」的世界。

四、病人擁有知道自己病情的權利

俗話說「誠實為最上策」，當我們一開始對病人說謊，接下來就要用更多的謊言來圓謊。家屬和醫護人員應當尊重病人有

「知道病情的權利」，畢竟那是他的人生與生命，他有權利在知道正確的資訊之後，做出他認為對自己最有意義、最重要的決定。而不是在一無所知的狀態之下，被家屬的決定給矇騙，浪費最後所剩無幾的生命時光，去做根本無意義的、徒勞無功的事情。這就是隱瞞病情的後果。

首先要做好「疼痛控制」，身體的疼痛必然會連帶影響「心理、社會、靈性」層面。因為家屬不願意告知病情，醫師就被迫配合演出而隱瞞病情，但是病情就在病人的身體裡面，你不可能切斷身體的感覺。身體會讓病人覺得自己變嚴重，醫師和家屬卻聯合起來騙病人說「好多了」，病人就會開始懷疑主治醫師醫術太差，甚至懷疑這家醫院的醫療水準太爛。所以我說：醫師配合家屬去欺騙末期病人，就會同時破壞醫院和醫師的名譽。

因為家屬不願意告知病情，病人就有著不切實際的期望。你給出錯誤的資訊，當事人就會做出錯誤的決定，不論在個人或政府都是如此。另外，有時候末期病人其實早就心知肚明，只是配合家屬的期待而演出，畢竟人是社會動物，家屬擔心病人無法承受打擊，病人一樣會擔心家屬無法承受打擊。請問：「到底是誰無法承受打擊？」當然首先就是來我面前說「病人無法承受打擊」的這位家屬，他本身就是「無法承受打擊」，才會決定要對病人隱瞞病情。

我常說：「臨終三件大事：交代後事，完成心願，了結心事。」家屬單方面的決定不告知病情，讓病人誤以為可以回歸正常生

活,於是努力尋求康復,因此真正重要的事情都沒有去做,殊不知這段日子卻是臨終歲月。一旦因為隱瞞病情而錯過,如果病人還真的相信家屬的謊話,轉眼就是來生啊!

每位末期病人都對我以身教和言教示範如何面臨死亡,通常先從「他死(與我無關的他人死亡)」,再到「你死(與我有關的親朋好友死亡)」,最後必然來到「我死(我自己的死亡)」。而且,不論是否會遭逢「他死」和「你死」,最後都一定要「我死」;甚至在「他死」和「你死」之前,「我死」就會先來,因此只要還活著就要經常提醒自己:是否已經做好準備。

五、同理病人與家屬的身心靈需求

我以前在安寧病房當主治醫師,曾有志工師姊好心要家屬先回去休息,她可以幫忙照顧半天,結果家屬很快就回到醫院病床邊。因為家屬在家裡會胡思亂想,根本無法休息和入睡,害怕接到緊急電話,電話一直沒響更不安心,害怕電話故障而錯過緊急電話。陪伴在病床邊,雖然身體會疲累,但至少心理是安定的,回家反而因為心神不寧,導致身體無法放鬆休息。

我以前在安寧病房經常對家屬說:「病人最需要的是你們家屬的親情陪伴!我們就算有再多受過充分訓練、非常有經驗而且資深的安寧志工,都比不上你們家屬的親情陪伴。」這裡將有家屬陪伴親人最後一段生命時光的回憶。有些護理師和家屬會要病人直接在床單裡大便,然後再換床單。健康者講得很簡

單,對末期病人而言,卻是極大的挑戰,甚至是恥辱。有些末期病人甚至害怕入睡,怕晚上「被魔神仔抓去」,怕一睡不起!撐到天亮,人聲鼎沸,人氣旺盛,妖魔退散,才敢安心入睡。

我們活著時,經常要違背身體和心理的需求而活著,明明身體很累卻不能休息,明明不想上班卻得掙扎著起床,明明很討厭的同事卻要假裝和他和睦相處,明明很瞧不起的長官卻要假裝對他畢恭畢敬,這是因為還有足夠的能量可以如此。末期病人因為身體衰敗、精神渙散,缺乏能量去假裝,於是只能順應身體和心理的需求而活,這樣反而是健康的態度。所以,到底誰才是病人?誰才真的有病?就看你用哪種標準來看待。如果以末期病人的標準來看,我們健康者才是病態的活著。

曾有末期病人說:「我很怕死。」我問:「怎麼說呢?」病人繼續說:「我怕我死的時候會很痛苦。」我追問:「那你是怕痛還是怕死?」病人想了一下說:「許醫師,如果你可以保證讓我死的時候不會痛,那我就不怕死。」所以後來我常說:其實末期病人「怕痛」大過於「怕死」,只要讓他不會痛苦哀號到死,他就不怕死。

佛教有位「常不輕菩薩」說:「我見眾生皆是佛,唯我一人是凡夫。」我在安寧療護遇到有末期病人進入臨終階段時,對所有來到她面前的人,都說:「你是菩薩!」不論這人以世間標準來看是好人或壞人,在她眼中一律都是「菩薩」,這就是「良善的本心」所看到的世界。

對家屬而言，如果可以選擇，寧願讓親人還活著（就算是活得很痛苦），也不要親人已經死亡（就算親人有得善終）。如果親人死得悽慘，就會是家屬一輩子的惡夢，所以當然要不斷自我催眠說：幸好他有得善終。這只是家屬給自己心理上的自我安慰。家屬必須用善終的結局來證明「我們這樣做是對的」，才可以消除家屬對親人隱瞞病情而產生的罪惡感。

六、對宗教信仰與死亡的另類思考

恩師余德慧教授將宗教信徒分為「虔」信徒和「平」信徒。「平」信徒就是平常普通的「拿香跟著拜（台語）」，或是「拜拜求保庇（台語）」的信徒，「虔」信徒則是虔誠信仰到全然的「臣服」，我說「不管命運好壞，都只能照單全收」的信徒。你必須是虔信徒，宗教才能幫助你走入死亡，如果你只是平信徒，你就會抱怨這個宗教「無三小路用（台語）」，畢竟沒有任何一個宗教可以讓人免於死亡。

我都開玩笑說：不管你信什麼教，到頭來都是「死路一條」，沒有別條路可走。無論是「死後名留青史」或者「死後能進天堂」，都不能替換我想要繼續活在人間的依戀，因此，想像不朽就只是個幌子罷了，是一種「顧左右而言他」的閃躲，只是在逃避面對真正的問題：死亡。

「國際死因統計」認定：要有病才會死，沒病就不應該會死。所以，死因統計裡面，沒有「生者必死」、「活得太老而死」或是

「無疾而終」的項目。在台灣甚至連「意外事故」分類，後來在某年改成「事故傷害」，骨子裡不能或不敢承認會發生「意外」，認定所有的死亡應該都可以「意內」：在意料之內，這樣才可以被醫療掌控與對抗。而這就是醫療體系死都不願承認的事實：死亡絕對是無法掌控、對抗與預料，該來的時候就來了，該死的時候就死了，任何人都無法抵擋。

我認為：人類的存在本身，才是一個值得世界討論的問題。「人類不消滅，地球將會毀滅」，所以外星人來侵略地球、消滅人類，竟然是為了拯救地球免於遭受毀滅的結局，這是好萊塢電影其中的精彩片段。人類妄想對抗自然界和佛教的「生者必死」、「有生必有死」法則，這是「人類本位主義」的思考。以人類的立場看來，死亡是意外、非屬自然、一種不合理的暴力；可是對自然而言，孔子說：「天何言哉？四時行焉，百物生焉，天何言哉？」

因此，「天道」根本不想也不需要跟人類辯論與說明。人類的醫療發展，正因為對抗自然，甚至違反自然，插管急救、呼吸器、葉克膜、器官移植等，但是不管醫療科技如何發達，至少目前就像「孫悟空」始終「逃不出如來佛的手掌心」，因此所謂醫療發展的里程碑，不過就像孫悟空施展觔斗雲，誤以為自己飛到世界盡頭，最後只在如來佛的中指根上尿尿，然後寫上「孫悟空到此一遊」一樣的可笑。

七、「盡信書不如無書」的討論

我最後的討論要針對《一場極為安詳的死亡》（西蒙・德・波娃/著。周桂音/譯。商周2021年3月初版）書腰上面的廣告詞：「沙特：『這是西蒙・波娃最好的一部作品。』」我認為：這本書對於臨終和死亡，有太多的偏見和成見、無知和誤解！我只能說：嗚呼哀哉！

可憐的波娃媽媽！這位病人天使或菩薩，示現「病苦」和「死苦」給女兒西蒙・德・波娃看，可惜她根本沒看懂，因為她沒有動機要向臨終者學習，一直活在自己的世界裡面，只會用健康者和家屬的眼光和標準，來評斷和投射到病人和臨終者身上，枉費臨終者最後的生命時光。到底這「一場死亡」有沒有「極為安詳」，死者已經無法回來託夢證實或否認，可能完全是作者和生者自以為是的書名而已！

我從事安寧療護到今年已經邁入二十八年，前半段的十幾年青春時光，陪伴過兩、三千位病人臨終死亡，坦白說，對於就算過去都在浪費生命的人來說，死亡一樣是一件艱辛的工作。但是，對於真正熱愛生命的人而言，還活著時就熱切的生活著，直到最後一刻，死亡其實只是一件順其自然的事情，並不是一件艱辛的工作。而且，對於末期病人而言，越是想要逆流而上、抗拒死亡，當然就會越艱辛；只要願意放手放心的「順流而下」，死亡一點都不困難。根據心靈工坊出版的《好走：臨終時刻的心靈轉化》一書的說法：其實「死亡是安全的」。

如果這只是一份工作而不是志業，為了繼續安然的活在世界裡，醫護人員就要把「保護傘」和「防護罩」撐起來，假裝或誤以為那些都只是別人家的事，會死的都只是病人和別人，絕對不會是我的家人和自己。社會大眾和家屬都沒有想過：你自己將來變成病人時，醫師頂多像蜻蜓點水般的來去匆匆，真正會照顧你的就是護理師。我們沒有給醫護人員「人性化的對待」，醫護人員就給不出「人性化的照顧」，然後大家將來就會死在「缺乏人性」的醫療照護體系之中！你說這要怪誰呢？這叫做「自作孽，不可活」啊！

許禮安111-12-28（三）申時完稿/高雄市張啓華文化藝術基金會

# 安樂死合法？亂搞！

近日看到一則網路報導〈傅達仁往生催生「安樂死公投」！二週萬人連署支持〉，看完令人一肚子火。我的安寧療護演講行程滿檔，講義ＰＰＴ做不完，幸好腦袋還清楚可用，雖然時間總是不夠用，還是要寫文章開罵一下！

這項安樂死公投主文如下：「您是否同意，罹患嚴重傷病、無治癒可能且痛苦無法解除之成年病人，在本人意識清楚下提出請求，經醫療諮商團隊評估認可後，得由醫療人員進行協助死亡措施。」

這是自己不敢動手把親人弄死，卻強迫醫護人員幫你把親人弄死，根本就是個「俗仔」！你自己要死，或是你想讓親人解脫痛苦，你大可自我了斷，或是親自把親人弄死啊！不忍心看著親人受苦，自己卻下不了這種毒手，你什麼資格叫醫護人員動手？

你想要解脫自己或親人的痛苦，那是你的家務事，叫醫護人員幫你們家人都解脫，然後醫護人員要帶著內心的道德譴責繼續活下去，請問你憑什麼？你算什麼？好像當初鄭捷說：「我想死卻不敢自殺，只好去台北捷運殺人，好讓自己被判死刑被

殺!」請問這樣合理嗎?

我不客氣的說:「假如你父母親將來活著很痛苦,跟你要求安樂死,而你竟然膽敢把父母親弄死,才算夠資格同意安樂死!」假如活著很痛苦就可以安樂死,我一直都覺得:候選人落選還活著應該很痛苦!我開玩笑的說:「請問可不可以公民投票:以後參選人凡是落選,一律由選民給予安樂死!」

我模仿上面「安樂死公投主文」另寫一段,如果您同意安樂死,這段應該比照辦理:「您是否同意,當選舉落選/走投無路/傾家蕩產、無起死回生/捲土重來之可能且內心痛苦無法解除之成年參選人,在本人意識清楚下提出請求,經心理諮商團隊評估認可後,得由選民進行協助死亡措施。」

我覺得要解決安樂死有另一個辦法:先把「贊成安樂死」的大眾登記編號,接著把「想要安樂死」的人登記編號,然後請「贊成安樂死」1號去把「想要安樂死」1號弄死,請「贊成安樂死」2號去把「想要安樂死」2號弄死,依此類推。既然已經有上萬人「贊成安樂死」,根本就不需要醫護人員來動手了!

今天是美國九一一恐攻事件十七週年,當年此時美國有三千人不想死卻被弄死,現在台灣卻有上萬人聯署強迫醫護人員去當殺手。這個世界真的有病,而且很可能已經末期,迫切需要安寧療護!

許禮安107-09-11(二)申時/高雄市張啓華文化藝術基金會

# 幫你安樂死？幼稚！

傅達仁花三百萬去瑞士，他所執行的是「協助自殺」，而不是「安樂死」，多數台灣人搞不清楚！「協助自殺」是由醫師提供藥物，然後病人親自服下的方式，只能算是「他殺」的一種。今天是中秋節，近年來變成「烤肉」節，其實，大賣場提供木炭讓你購買，你可以用來烤肉，當你錯誤的用來燒炭自殺，這絕對不是「安樂死」。

傅達仁其實只要花幾百塊買木炭，就可以同樣結局，根本不需要花三百萬。我覺得如果不是錢太多，就是當「盤子」（被騙）或是欺騙社會大眾和媒體記者。我不客氣地講：「在台灣，你只要有錢，什麼毒藥買不到？連窮人都買得到有毒的食品！想服藥自殺，頂多花個幾萬元，剩下的錢還可以做公益，造福更多人。」

我兒子從國小開始，我和老婆都跟他說：「功課是你自己的事情，功課沒寫完，老師只會處罰你，又不會來處罰家長。」所以，他從小就要學會「自立自強」：「自己的國家自己救，自己的功課自己寫，自己的事情自己去解決。」相較之下，傅達仁自己想死，卻要靠別人幫忙解決，這種心態簡直「幼稚」到連我兒子都

不如!

　　自己想要提早「解脫」痛苦,這是你自己生命與人生的功課。佛教的觀點是:各人造業各人擔,個人生死個人了。自己不修行,卻希望靠別人幫你灌頂,這是不勞而穫的投機取巧。自己的功課需要別人幫忙,而且認為理所當然,甚至還要國家幫你立法(安樂死合法),來保障未來有人幫你動手,這是「心智」的「未成年」!

　　據說動物因為生物本能,可以知道自己體能衰退到不足以生存,就去找個地方躲起來直到死亡,忍受痛苦而不會哀號出聲,直到大限降臨。假如獵人運氣好,就能找到「象塚」,挖出一大堆象牙。人類因為太聰明,所以痛苦可以哀號出聲;人類因為太仁慈,不對同類相殘進行弱肉強食,因此看起來似乎「連禽獸都不如」!

　　傅達仁不是動物、沒有本能,所以敢大張旗鼓地說我想死;已經長大、不是小孩,所以自己的功課需要別人幫忙完成。他想要安樂死,卻認為可以「把自己的安樂建立在別人的痛苦之上」,很像布袋戲的黑白郎君說:「別人的失敗,就是我的快樂啊!」他不敢或不願強迫兒子幫他完成心願,卻認為可以強迫政府和醫師幫他完成心願。

　　立法讓他如願「安樂死」,可是幫他執行「安樂死」的人,卻必須帶著道德譴責繼續痛苦地活在世界上!他自己不敢自殺,請

問他憑什麼強迫我幫忙殺死他？他兒子都不肯動手幫他解脫，請問憑什麼我就要被強迫幫他解脫？台灣竟然有這麼多無知大眾，覺得可以這樣立法讓安樂死合法，我只能給兩個字評語：「幼稚！」

我高度懷疑：傅達仁先生為何不敢自殺或教唆兒子動手？因為：一、在台灣，自殺就領不到人壽保險金。因此，這就表示他的人壽保險金的死亡給付，一定遠遠高於三百萬！二、由兒子動手，不管採用何種方式，他兒子就成為殺人犯，當然就領不到人壽保險金。保險公司應該要開記者會對社會大眾公開說明，以預防模仿效應。

許禮安107-09-24（一）中秋節申時/高雄安居

# 生死學課後關於安樂死的思考

老師你對於死刑有什麼看法？

最近我在高雄醫學大學，進行第十六回合（學期）的「生死學與生命關懷」通識選修課程，下課後有位認真的男大生來前面找我，似乎有點畏縮的說：「老師，我可以問你一個問題嗎？」我說：「當然可以啊！」他說：「最近老師常提到死刑……」我想：「我壓根從來就沒提到過啊！」於是趕緊澄清：「我沒有喔！」他說：「是別科的老師啦！」他問：「老師，你對於死刑有什麼看法？」我說：「我之前去演講安寧療護時，有人問過我：是否贊成廢除死刑？我當時說：應該努力去讓人無法殺人，就不需要、也不會有人被判死刑。如果你認同：人不應該殺人，那你應該把廢除死刑的所有努力，都用在預防有人會去殺人，這樣自然就不會有人被判死刑。」

我繼續說：「就像有人說：現在不蓋學校，將來就需要多蓋監獄！你花全部的力氣來贊成廢除死刑，等於你同意有人可以殺人，而不同意用法律殺掉這個殺人的人，這是自相矛盾的邏輯！假設台灣真的廢除死刑，那些親人被殺的家屬，就可以去找出

殺人兇手，自己動手或花錢買殺手來殺死殺人兇手，而你應該同意：不能用法律殺死這些復仇的家屬或殺手。從此這個世界就是冤冤相報何時了！」我接著說：「所以我說：問題一向都出在前端！就像現在台灣的醫療體系，絕大部分都只在後端治病、救命、長期照護，卻不努力去推動前端的預防保健、健康促進和污染防治，於是病人只會越來越多，醫院越蓋越多，醫護人力缺乏，最後讓醫護人員都做到過勞死為止！」

這位男大生說：「不可能讓所有人都無法殺人，因此還是需要推動廢除死刑。」我說：「即使我們再怎麼努力做預防保健，都不可能讓所有人不老、不病、不死，所以還是只要拼命蓋醫院和長照機構、不斷增加病床就好！請問這個邏輯是對的嗎？」我當場沒說的是：我認為「贊成廢除死刑」的人，應該同時要「反對安樂死」，因為「死刑」和「安樂死」都是用法律去殺人！如果有人同時贊成「廢除死刑」又贊成「安樂死」，那麼就只有幾個可能：不是邏輯觀念不清楚，就是智能不足或是精神錯亂。我這學期開學後的前面幾週就提醒過大學生：「如果你像台灣的媒體記者一樣，完全搞不清楚安樂死和醫師協助自殺的差別，對於安樂死沒有進行過任何理解與思考，你有什麼資格說你贊成或反對？你要知道：在台灣智能不足是不夠資格、沒有投票權可以選總統！」

### 嚴重憂鬱症有安樂死的權利？

結果隔天同樣時段（七、八堂課），我接受林慧如教授的邀約，到高雄醫學大學進行「生命倫理」課程的協同教學，下課後又被問到「安樂死」的問題。我很訝異多數人（甚至大學生）竟然都弄不清楚：「安樂死」不是你應有的「權利」！你或許有「權利」把自己弄死，叫做「自殺」！我就算反對也阻止不了，畢竟那是你的生命。但是，你並沒有「權利」強迫別人來結束你的生命，因為那是「他殺」！一位看來很憂鬱的女大生跟我說：「我覺得：嚴重憂鬱症的病人，應該要有安樂死的權利。」我當時比喻說：「有人失眠睡不著，其實是因為身體不夠累或是心裡有心事，不能因為失眠就用安眠藥把自己打昏，可是睡醒之後問題仍在。對付失眠只會開安眠藥，就像用毒品來解除壓力一樣，這是逃避根本問題。」

我後來這樣想：這是用「把人弄死，病就好了」的方式來處理疾病。不去對付或治療憂鬱症，卻直接把人殺死，美其名說是「安樂死」，以為這樣就可以當作憂鬱症不存在。請問那麼我們要精神科醫師做什麼？如果一開始遇到各種疑難雜症，就用「安樂死」來「治療」，精神科和西方醫學就不可能發展到現在的地步！我近年來演講「安寧療護」常說：假如一個人活著很痛苦，就應該把他給「安樂死」，那根本就不需要「安寧療護」，所以我寫過文章〈安樂死比較簡單、省事又省錢〉。假如因為生病很痛苦，就把人給安樂死，那麼台灣就不需要蓋那麼多醫院和

醫學中心，也不需要有醫護人員！以後你生病時，萬一喊痛苦，只要有專人負責把你弄死，這樣你就不會再吵了！

你可知道：有一種憂鬱是存在的本質！古詩十九首說：「生年不滿百，常懷千歲憂。」范仲淹在〈岳陽樓記〉說：「先天下之憂而憂，後天下之樂而樂。」就像我常說：活著必然有痛苦！請問有人是毫無痛苦的活著嗎？我常警告大學生說：「你現在讀書、考試、寫報告，如果沒有半點痛苦，我保證：你將來出社會只會活得更痛苦！隨便混到一張大學畢業文憑，沒有真才實學、沒有真實本領，等到出社會以後，請問你要拿什麼跟人家競爭呢？」假如覺得活著太痛苦，就應該要努力解除痛苦，而不是直接解決生命，以為這樣痛苦就會從此消失。連命都沒了，當然就感覺不到痛苦啦！我比喻：就像把癌症病人丟進水裡，只要把他淹死，他的癌症就好了。請問可以這樣來治療癌症病人嗎？

只要把人弄死就不再有痛苦？

你應該會說：「當然不行啊！」可是為什麼有人會認為：既然問題無法解決，那只要把人解決掉，就一切都沒問題了！就好像我們開玩笑說：「當機構不想解決問題的時候，最快、最好的方式就是：先解決掉那個膽敢提出問題的人，就可以假裝機構永遠都沒有問題。」我過去就是那個「膽敢提出問題」，結局就是被機構開除的人，當機構需要「殺雞儆猴」，我就是那隻優先被殺掉的「雞」，而那些「委曲求全」留下來的人就都變成是「猴」

了！這叫做「鴕鳥心態」：只要把頭埋進沙堆裡，就可以假裝天下太平。我認為：贊成「安樂死」其實就是某種「不想解決根本問題」的「鴕鳥心態」罷了！

我從事「安寧療護」將近三十年，早就知道：最終還是能把末期病人給「醫好」！因為當末期病人死亡，家屬會在身邊對他說：「你的病都好了！」意思是：「人既然死了，他的病當然也就好了。」可是，請問這是治病最快、最好的方式嗎？不去設法減輕或免除末期病人「身、心、靈」的痛苦，卻直接並且提早把他弄死，還騙他說：你這樣是「安樂死」！你確定：他「死時」和「死後」都必然可以得安樂嗎？這絕對是逃避問題的做法。如同傳說中的「鋸箭法」：醫師把射進你體內的箭的外端給鋸掉，把傷口縫合起來，然後對你說：「我已經幫你治好你的病，因為這樣就再也看不到箭了！」

最近有三位同學棄選「生死學與生命關懷」這門課，都已經半學期甚至三分之二的學期，才決定「半途而廢」。學校用「棄選」這個名稱，不禁讓我聯想到：「棄選」通識選修課程，頂多只是少這兩個學分，白費學生自己半學期的努力。可是對於「自己的人生」這門必修課程，請問你可以「棄選」嗎？那是不可能「延畢」，會從「自己的人生」提早畢業，就此結束你這一生啊！即使要「棄選」，應該是你的決定，得自己動作，老師和命運一樣不能幫你「棄選」，只能把你「死當」！贊成「安樂死」的人是：你不想或不敢「棄選」，卻覺得你有權利強迫別人幫你從「自己的人

生」棄選或登出。這些人竟然不知道：你為了自己的「安樂」而主張的「權利」，絕對會造成別人的痛苦，這是違反生命倫理的事情！主動「安樂死」是「自殺」，被動「安樂死」是被殺，就是「他殺」，這根本是用專業名稱來詐騙無知的大眾！我只希望你不屬於這群「無知的大眾」！

許禮安112-12-09（六）戌亥時完稿/高雄安居

第二部分

# 安寧療護的訪談記錄

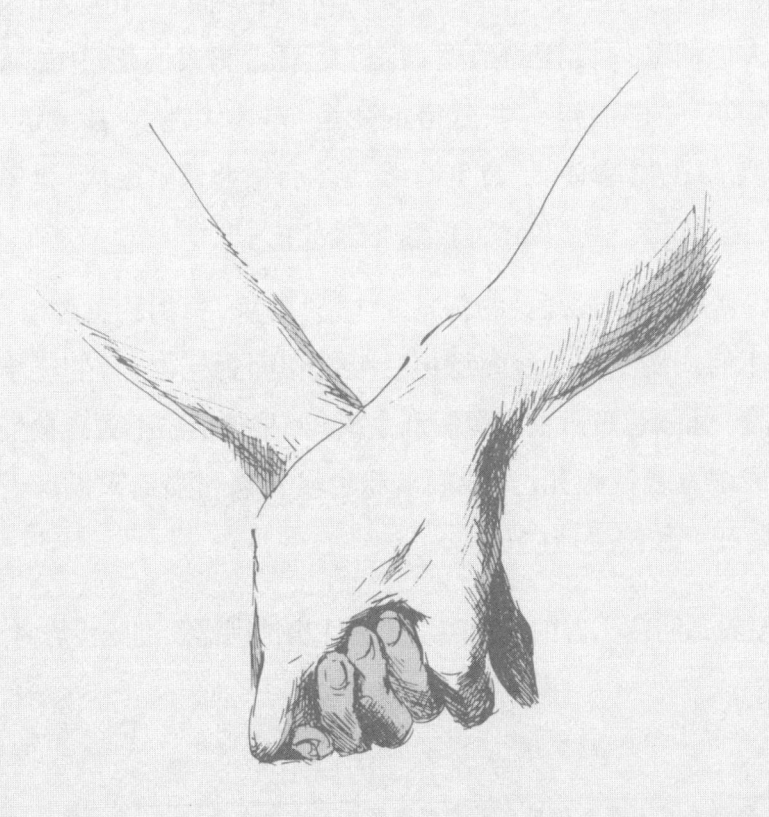

# 中元節和小虎文談生死與安寧療護

請問許醫師：今天是中元節（110-08-22），我們就來聊聊應景的題目～

1. 您覺得台灣人為何那麼害怕談死亡呢？我們要如何從死亡中看到生命的價值呢？

應該不只有台灣人怕死吧！以前司馬中原說：「中國人怕鬼，西洋人也怕鬼。」同樣的道理，我認為：「台灣人怕死，中國人怕死，西洋人一樣怕死。」我覺得怕死是「基本人性」，甚至是「生物本能」，生物都必須「貪生怕死」，才有機會傳宗接代、延續物種。正因為怕死，所以當然會「害怕談死亡」！

我常說：「對於死亡的基本人性是：轉身、背對和逃離。因此沒有任何一個正常人會願意接受死亡和面對死亡。我們從事安寧療護，強調尊重自主權與個別差異，如果他自己不願意接受與面對或根本就抗拒死亡，我們當然也沒有權利強迫末期病人要去面對死亡和接受死亡。」

至於為何會「害怕談死亡」，這件事情則需要進一步思考。

我用邏輯來講:「假如談死亡,就會讓你提早死亡,那就請你千萬不要談;或者如果不談死亡,也就不會死,那一樣拜託千萬不要談。可是不管談不談死亡,該死的時候一到,任何人都跑不掉啊!既然談死亡不會讓人提早死亡,不談死亡也不可能就因此不會死亡,那麼請問你到底在害怕什麼呢?」由此可見,「害怕談死亡」的這件事情,根本就不合邏輯,既然不合邏輯,就不能講道理。

我當醫師剛滿三十年,從事安寧療護已經二十六年,最近我在花蓮慈濟醫院開辦的安寧病房叫做心蓮病房,才剛舉辦二十五週年研討會。我常說:在安寧療護裡面不是要「講道理」,而是要「搏感情」,不是要「說之以理」,而是要「動之以情」。俗話說「不可理喻」,沒錯!這時候是絕對無法用理智和理性的話語去說服他們,因為病人和家屬都是在強烈的情緒和情感當中。

我們要如何從死亡中看到生命的價值呢?

我在高雄醫學大學開設一個通識選修課程,叫做「生死學與生命關懷」,已經七年半,上下學期都開課,總共開課十三回合。我都說:「如果生命永無止盡,反正你永遠不會死,要活得轟轟烈烈或行屍走肉都一樣不會死,那就不用談生命的價值與意義。」正因為我的生命時間有限,要如何在有限的時間裡面,活出我唯一或是可能僅此一次的生命,才需要去思考我自己的生

命意義與價值。

哲學家說：「沒有經過思考檢驗的人生，不值得活著。」我不希望大學生或是我們大家，等到臨終才後悔說：「我過去為什麼沒有好好的、認真地活著？」我說：「有人想要活得轟轟烈烈，有人喜歡沒沒無聞，並沒有哪一種活著的方式比較好，而是你自己覺得哪一種活著對你才是最好。」這就是安寧療護「尊重自主權與個別差異」的基本態度。我希望你不是糊里糊塗與莫名其妙的，一不小心就活成現在這個樣子，而是經過思考之後，決定而且努力要活出自己想要的樣子。

我曾經去馬來西亞巡迴演講安寧療護總共四回合。我講過一句反話：「死亡一點都不重要。」其實死亡很重要，只是我們都對死亡無能為力，所以當死亡來臨時都只能莫可奈何。我說：「更重要的是在死亡來臨之前，你想要怎麼樣的活著？你想要活出什麼樣的意義與價值？」我們必須自問：「我只是暫時還沒死？還是我有認真地活著？」怎樣算是「認真的活著」，就建立在你自己的生命意義與價值，而不是用別人的眼光和標準，最後只活出別人希望你活著的樣子，一輩子都不曾為自己而活！

正因為有死亡作為底線，才會思考生命的意義與價值。可是這條底線好像遠在天邊、遙遙無期，卻會隨時近在眼前、逃避不及。例如：太魯閣號出軌事件，新冠肺炎染疫死亡，或是台灣的九二一地震、美國的九一一事件、日本的三一一地震海嘯核災。所以我在「生死學與生命關懷」的課程教大家一個練習方式：叫

做「把死亡的終點線拉到眼前來」，重新判斷你現在所做的事情的優先順序，然後找到一件到死為止都願意繼續做下去的事情，這或許就是你的生命意義與價值。

2.您一直在推動死亡美學、安寧這件事，您覺得這幾年有怎樣的變化嗎？民眾是否更了解安寧呢？或是您覺得，未來該如何推廣安寧，讓每個人有機會好好告別？

我十多年來努力在推動的是「安寧療護生存美學」，不是「死亡美學」而是「生存美學」喔！就像我在高雄醫學大學開課是「生死學與生命關懷」，不是「臨終關懷」而是「生命關懷」，不是等到親人臨終才需要關懷，而且為什麼要等到快死了，才需要關懷他呢？應該是從出生直到死亡，只要有生命就需要關懷！

我先講一下「生存美學」的由來。民國95年（2006年）我開始透過高雄市張啓華文化藝術基金會，舉辦「全國安寧療護繪畫比賽」，一直到前年108年（2019年）總共舉辦十四屆「全國安寧療護繪畫比賽」。第三屆民國97年（2008年）開始把歷屆得獎作品送出去到處巡迴展覽，叫做「安寧療護行動美術館」，一直到前年108年（2019年）的年底總共十二年剛好五百場次的巡迴展覽。在基金會決定暫時停辦之後，新冠肺炎的疫情就開始了。

當初開始舉辦「全國安寧療護繪畫比賽」，有些人有意見，我就去找我在讀東華大學族群關係與文化研究所碩士在職專班的指導教授，我的恩師余德慧教授討論，他為了鼓勵我講了一

段話:「安寧療護結合藝術創作叫做生存美學,這會是未來的趨勢。」我就緊抓住這句話,努力了十幾年,我把關於「安寧療護概論或簡介」的演講題目,就訂為「安寧療護生存美學」,長年在推動「安寧療護與生死學」的社會教育。

您覺得這幾年有怎樣的變化嗎?民眾是否更了解安寧呢?

前幾年,我在主婦聯盟斗六站演講「安寧療護」,開場前有位女學員上前來跟我說:「最近新聞好像比較常聽到安寧療護喔!」我故意假裝生氣地回她:「什麼最近?我可是努力宣導安寧療護已經超過二十年啊!如果沒有我前面二十年的努力,請問你最近會比較常聽到安寧療護嗎?可是過去二十年我在努力的時候,請問你在哪裡呢?」我不是想要「討拍」或是「搶功勞」,而是希望大家:千萬不要等到自己變成家屬或末期病人,才發現「安寧療護」真的很重要!

就算新聞已經比較常聽到,但是如果你一點都不好奇或是完全沒興趣,不可能更了解「安寧療護」。前陣子「中央流行疫情指揮中心」的專家台大醫院張上淳教授,把台灣疫情爆炸之後居高不下的死亡率,推卸責任給「因為大多數死亡個案已經簽署不急救」,說是「有些應該還可以救得回來」。我們說「安寧療護」努力要讓病人活得不痛苦、有意義,不是不計一切做急救,但卻沒有延長有意義的生命,只有延長他的痛苦。如果連其他科別的醫師、專家都不太了解「安寧療護」,我們怎麼能夠期

待民眾會了解呢？

　　我在這裡要提醒大家，就算將來絕大多數民眾都已經比較了解「安寧療護」，你仍然必須自問：你自己是否了解「安寧療護」？因為所有人都會走到生命末期，都可能需要「安寧療護」。我對醫護人員演講都說：「我們現在醫護人員的身分只是暫時借用的，我有一個最真實的身分就是：將來我會變成家屬，我的親人會走到生命末期；最後一個最真實的身分就是：我自己會成為末期病人。」安寧療護從來都不是只給別人用的，我都開玩笑說：「安寧療護」叫做「總有一天等到你！」

　　您覺得，未來該如何推廣安寧，讓每個人有機會好好告別？

　　心理學有個方法叫做「減敏感法」。很像我高中讀雄中（高雄中學），高三那年全校有七次模擬考，希望讓我們在真正的那次聯考時比較不會害怕，可以發揮正常實力而考上理想的大學。因此，要讓你能夠不怕死，就是要經常談論死亡、常常想到死，希望你將來死到臨頭的時候，就會比較不怕死。如果常常看到、想到「安寧療護」，進而了解「安寧療護」，等到親人或自己末期臨終，就比較不會只有害怕，懂得把握最後的生命時光，趕快去做自己最重要、最想做的事情。

　　我常說：「臨終三件大事：交代後事、完成心願、了結心事。」千萬不要等到臨終昏迷，什麼事都做不了，應該趁現在還健康、還清醒的時候，就趕快去做這三件事：交代後事、完成心願、了

結心事。「安寧療護」要問的是:「你是好死不如賴活?還是賴活不如好死?」假如你想要「賴活」:就算插管再怎樣痛苦,都要插著跟它拚!那當然就應該幫你插管急救。可是我過去演講問起來,大多數都選擇:寧願「好死」也不要「賴活」,那你就應該知道:「安寧療護」可以讓人「好死」,或者一般人所講的「善終」。

但是,「安寧療護」並不是追求「善終」,就像「教育」的目標並不是要教出「模範生」。我認為:「安寧療護」應該是在末期病人「善終」之前,要先追求「善生」與「善別」,就是如何能讓末期病人「好好活著」以及如何和親友「好好告別」,然後期待最後有機會可以得「善終」。應該要優先問病人想要得到或拒絕接受什麼樣的對待和處置,可是過去都是只有尊重「家屬的決定權」,根本就沒看到「病人的自主權」。

我一直都認為:推廣和宣導「安寧療護」必須多管齊下、老少咸宜,政府和民間都有責任。民國89年(2000年)已經公告施行「安寧緩和醫療條例」,有一張免費的「預立意願書」(全名「預立安寧緩和醫療暨維生醫療抉擇意願書」),可以保障自己將來在疾病末期時免於被插管、電擊、接呼吸器的對待或折磨。民國105年1月6日公布,三年後施行,前年108年1月6日開始施行的「病人自主權利法」,有一張要自費花三千元的「預立醫療決定書」。

就算政府(包括衛生福利部、衛生局和健保署)沒有認真或竭盡全力去宣導,不論是各大醫院、安養機構、關懷據點,各

級學校（從樂齡大學、社區大學、松年大學，到國小和幼稚園的親子教育），宗教場所、社會團體等，至少民間還有我在大聲疾呼！可是這是大家自己切身相關的事情，如果你自己都「沒要沒緊（台語）」，對於臨終和死亡的遭遇和對待，漠不關心或毫不在意，將來你和親人可能會「不得善終」，那就只是剛好而已，恐怕怪不了政府，更怨不得別人。

許禮安110-08-22（日）中元節（七月半）午未時完稿/高雄安居

## 【彭博士觀風向】

## 不想做完死亡套餐再死！這張你一定要簽！

訪談主持人：彭啟明博士。訪綱擬題人：節目製作人黃婉婷。

1. 好死善終可能嗎？面對死亡，我們可能做好準備嗎？如何準備？幾歲要開始準備？

「好死」、「善終」是可能的，但是我稱為「標準答案症候群」，誤以為有一種標準而美的死亡形式，和「模範生」一樣稀少且不可求。我最近常說：在「善終」來臨之前，要先追求「善生」和「善別」，就是要「好好活著」和「好好告別」。

其實不一定每個人都想要或願意面對死亡、接受死亡，但是對於我們必然的將來，叫做「死路一條」沒有別條路可走，確實需要預作準備。我常說：「臨終三件大事：交代後事、完成心願、了結心事。」但是千萬不要等到臨終才進行，因為會來不及，可能沒體力甚至已經昏迷，就會莫名其妙、糊裡糊塗的死去。

至少要先想一下：你自己的生命態度是「賴活不如好死」？還是「好死不如賴活」？你是不想被「插管、電擊、接呼吸器、進

加護病房」，安寧界稱為「死亡套餐」給折磨到死？或是你不論插管再怎麼痛苦，都要插著跟它拚到底？

如果你不想要被「死亡套餐」折磨到死，只要年滿二十歲，就可以簽署免費的「預立意願書」（根據「安寧緩和醫療條例」已經施行二十一年），或是簽署要花大約三千元的「預立醫療決定書」（根據「病人自主權利法」施行兩年多），讓你自己將來不會被家屬決定要插管。

我說：有一張法律文件可以保障你自己將來萬一重病末期時，不會被插管繼續「拖磨（台語）」，已經施行二十一年而且還是免費的，結果大多數人都不知道、都沒簽好，因為衛生福利部和健保署都沒有盡力對社會大眾宣導。然而，醫護人員卻都認為：你只要你沒簽署那張「預立意願書」，將來不管再怎樣末期，都一律要插管，因為家屬幾乎都要求要插管！

本來醫護人員應該要尊重病人的意願，可是病人會死掉，家屬會活著繼續告醫師，而且家屬人多勢眾，如果你是醫師，你會聽誰的呢？當然是聽家屬的決定。我前年發現一項真理：「末期病人都希望不要繼續受折磨，但家屬卻希望和親人常相左右，於是家屬會聯合醫護人員繼續折磨末期病人。醫護人員一不小心就成為家屬對末期病人多數暴力和霸凌的共犯與幫兇！」

我二十年前就寫過：「死亡不是最糟糕的事情，還有一件事比死更糟糕，叫做『死不了』！」加護病房有一堆病人明明好不

了卻又死不了，叫做「求生不得，求死不能」。我們詛咒別人很惡毒的話叫做「不得好死」，而加護病房可以讓末期病人「不得好死」！

簽署「預立意願書」或「預立醫療決定書」不一定可以保障你將來可以好死而得善終，因為必須是符合法律條件的末期病人。但是不知道要簽署、不肯和沒有簽署法律文件，我恐怕在現在的醫療環境底下，大家都會不得善終！

2. 安寧療護是什麼時候要談？進入末期、沒救了才談嗎？

還活著、還健康的時候就應該要開始談！因為我們在安寧療護現場看到的末期病人和家屬，幾乎都是：驚慌失措、手足無措、手忙腳亂、六神無主，像熱鍋上的螞蟻，像無頭蒼蠅一樣。等到發生狀況，進入末期、沒救了，大家都避而不談，假裝只要不談就不會有事，這叫做「鴕鳥心態」。

等到事到臨頭或死到臨頭，末期病人和家屬都是因為心理壓力太大，絕口不提安寧療護，害怕講了就會死，但其實不講也一樣會死。我覺得：很多人都誤以為安寧病房就是「墓仔埔ㄟ隔壁（台語）」，好像進去之後就等著抬著出去了，其實一半以上都是走著回去，回家繼續接受「安寧居家療護」的服務。

安寧療護的適用對象已經不限於早期的癌症末期病人，民國92年增加「漸凍人（運動神經元萎縮症）」末期，民國98年9月增加八大類非癌症末期，包括腦心、肺、肝、腎五大器官的衰

竭，都是安寧療護服務的適用對象。這是健保署公告的，轉眼已經十二年過去，但是大多數民眾仍然不知道，甚至部分醫護人員沒有跟上時代，還誤以為只有癌症末期才可以接受安寧療護服務。

我的老師余德慧教授說：其實「家破人亡」是人生的定局，只是我們都把「家破人亡」想得太悲慘，於是大家的結局都會是悲慘的。因為只要有「家」，有一天一定會「破」，只要是「人」，有一天一定會「亡」。我們活在世界上，就是每天都在練習「生離死別」，因此我說：「告別」需要練習，「悲傷」也需要練習。

我們總有一天會成為「成年孤兒」，不是只有小時候父母雙亡才算孤兒，不管幾歲，我們都會活到父母雙亡而成為孤兒。我開玩笑說：唯一不會成為孤兒的方法，就是你比父母早死，但這樣對父母太殘忍！所以我們都要努力活久一點，直到父母都離開我們、離開人間，我們還要繼續孤單的活下去。

3. 有些人認為住進安寧病房就是末期了，是這樣嗎？

大家的錯誤印象或成見，以為所謂「末期」就是：病人昏迷、奄奄一息，然後被五花大綁，或是身上插滿管路，日本叫做「通心麵症候群」，管路像麵條一樣。台灣安寧療護之母趙可式老師說：「有洞就插管，沒洞就開洞。」其實很多安寧病房的末期病人，精神體力都比我還要好，因為我們有做疼痛控制和症狀控制，只要按時吃藥就不會痛、不會受苦，而且我們盡量不加

工、不插管,從外表根本就看不出來他已經末期。

我以前曾經對末期病人開玩笑說:「你完全看不出來,反而我看起來比較像末期,所以你應該會活得比我這個主治醫師還要久!」我從小體弱多病,以前在醫院全職工作時比現在瘦約十公斤,經常在醫院值班,走路像遊魂一樣。我當時在花蓮某慈善醫院,曾經被其他病房的醫護人員傳說:「那個許醫師是不是因為在安寧病房待久了,看起來元氣都被吸光了!」

4. 有些家屬會為了病人好,隱瞞病情,這樣好嗎?

我這樣問大家:假如你自己將來重病末期,你會願意被家屬和醫護人員聯合起來隱瞞病情,把你給騙到死嗎?大多數人都說不要。你只要生過病就知道,當你身體很不舒服,家屬卻跟你說:「沒事的,你會好起來!」醫護人員都跟你說:「檢驗、檢查報告都正常!」請問你會相信自己的身體,還是相信其他人跟你說的話呢?我一直都覺得很奇怪:「為什麼家屬都認為:只要大家不說,病人就不會知道病情?為什麼醫護人員覺得:病人會相信我們說的謊話呢?」

這位末期病人,假如他以前當家屬的時候,曾經聯合醫護人員欺騙過自己的父母或親人,你覺得:他現在會相信醫護人員跟他說的是真話嗎?所謂「騙人者,人恆騙之」。我都說:「病情長在他的身體裡面,你又沒本事把病情挖出來、藏起來,你怎麼會覺得自己可以騙得了他?你覺得自己有那麼笨,將來會就這樣被

騙到死嗎？」可是糟糕的是：假如他真的相信自己沒事會好，就會錯過我前面說的「臨終三件大事：交代後事，完成心願，了結心事。」

5. 有些家屬去探病，但知道對方不會好起來了，不知道要說什麼？（有沒有建議這種的探病要說什麼或做什麼好？）

我常說：「正常人對於死亡的基本人性反應是：轉身、背對和逃離。」所以沒有一個正常人會願意「面對死亡」和「接受死亡」。因此，安寧療護不是要強迫末期病人「面對死亡」和「接受死亡」，而是換成另外四個字，要陪伴他們「帶病生活」。

我們活在世界上，幾乎人人都有病，我曾經用兩類疾病幾乎打敗所有人，我問：「牙齒完全沒有假牙和蛀牙的請舉手？眼睛完全沒有近視、散光、老花、遠視的請舉手？」我說：假牙和眼鏡算是義肢！絕大多數人不是眼科的病人就是牙科的病人，卻覺得自己還健康！既然人人都有病，我們都是在「帶病生活」。因此，末期病人只是帶著嚴重的病，還想要繼續活下去。

探病者不要一直想要去「訓話」和當老師，而是要去當「聽眾」和學生！我都說：「末期病人是我的生命導師，不論透過言教或身教，他用最後的生命想要教導我的，必須我願意當學生才學得到。」不是我要去說什麼？而是他想告訴我什麼？不是我想要給他什麼？為他做什麼？而是他需要什麼？他想要我幫忙做什麼？我說：「請你把嘴巴閉起來，把兩個耳朵和兩隻眼睛都打

開,聽他想告訴你什麼?看他想教你什麼?」

6. 怎麼跟家人談死亡及身後事安排?有些人覺得不吉利不要談?

末期病人經常都會假裝看電視新聞,然後跟家屬說:「假如我像那樣,就要怎樣……」結果家屬都會堵住他的話,馬上說:「你不要講那些啦!你會好起來的!你要聽醫生的話,吃藥打針就會好。」我後來都跟家屬提醒:如果病人想要講話,請讓他把話講完!因為他現在清醒還可以講,你卻擋住他不讓他講,等到他昏迷,你連問都問不到。我甚至演講時開玩笑說:「清醒時不讓他講,等到親人死後,只好去牽亡或觀落陰才問得到了!」

我曾經有課程學員說:「許醫師,我絕對不能跟我爸談死亡,我講了一定會被他打死。」我說:「妳確定你會被打死嗎?如果會,那我拜託你千萬不要談,免得我還要被叫去警察局做筆錄。」我接著說:「你頂多只是挨罵而已,請問你自己到底在怕什麼?有什麼話不能談的?」人活到一定年紀,心理至少都有個底,你只要看著電視新聞說:「假如我像小鬼黃鴻升或是演員龍劭華這樣,我就要怎樣怎樣處理?」日積月累、耳濡目染,讓家人養成習慣,才來得及做到趙可式老師說的:「四道人生:道謝、道歉、道愛、道別。」

7. 安寧照護會很貴嗎?如果在醫院的話,費用會不會很高?如果預算考量,想在家中安寧照護,有可能嗎?有沒有可以幫忙

居家照護的機構,怎麼申請?

在醫院住安寧病房是「健保重大傷病」,連一成的部分負擔都不用付。但是如果住單人房、雙人房,要額外自付病房差額,和內科、外科住院都是一樣的。住院病人用嘴巴吃的三餐要自費,用鼻胃管灌食的算是治療就是健保出。有些人住院可以賺錢,因為有私人醫療保險住院一天可以領多少錢,反而在家接受安寧居家療護,私人醫療保險不給付。有開設安寧病房的醫院,都有「安寧居家療護」服務可以申請,但不是去家裡幫忙照顧,只是可以每週去訪視兩次。

8. 如果想讓家人接受安寧緩和醫療,要怎麼做?或是會建議怎麼談?(有看到病人家屬講到說當初主治醫師建議轉安寧病房的時候,有種被放棄的感受)

可以先詢問原先診治的醫院有沒有安寧療護的三項服務:「安寧病房」、「安寧居家療護」、「安寧共同照護」,因為病歷資料和檢查報告都在那家醫院,可以直接詢問如何申請。如果那家院沒有這些服務,就要先申請「病歷摘要」,帶去另外有這三項服務的醫院詢問如何申請。因為各家醫院負責安寧療護的專科可能不同,包括放射腫瘤科(馬偕醫院)、家醫科(臺大醫院)、血液腫瘤科、內科等,各家醫院的申請流程可能不同。

其實,有責任感、願意為病人和家屬著想的主治醫師,才敢主動開口建議轉安寧病房。我當醫師的態度是:如果有其他醫

師比我高明，可以給病人更高品質的照顧，我就會趕快把病人轉去給他，不要讓病人留在我手上受苦。安寧療護可以給末期病人更高品質的服務，讓病人減少痛苦的活到最後，而不是痛苦哀號到死為止。

9. 有些希望能夠有安樂死的呼聲在於期盼在臨終的時候不要那麼痛苦，醫師贊成安樂死嗎？如果病人就是不想經歷這些痛苦呢？

我反對「安樂死」！我前年寫一篇文章說：「安樂死比較簡單、省事又省錢」。末期病人的疼痛控制沒做好，痛到想要安樂死，你不能說那就給你死吧！因為你沒有努力解除他的痛苦，卻直接解決掉他的性命，這就是「安樂死」不合理的地方。沒有辦法讓他「善生」（好好活著），當他活著很痛苦，不能「安樂活」，當然就會想要「安樂死」。歐美公認荷蘭的安寧療護就是做得不夠好，導致想要安樂死的人只會越來越多。

安寧療護要做好疼痛控制和症狀控制，不只是身體的痛苦需要止痛，身體的照顧之外，還有心理、社會、靈性的痛苦要想辦法化解，讓末期病人還活著就能得到安樂，叫做「安樂活」，他就不會想要「安樂死」。最後希望不要被插管、電擊、接呼吸器的「加工死」或是「加工不讓他死」。因此我們說：「安樂死」是因為痛苦而解決人，「安寧療護」是為人解除痛苦，兩者剛好相反。

10.「安寧緩和醫療條例」跟「病人自主權利法」有什麼不同？如果之前簽過安寧緩和醫療條例，還要簽病人自主權利法嗎？

我用保險的觀念簡單來說：「病人自主權利法」的「預立醫療決定書」，因為要花三千元，還要走複雜的流程，當然保障項目和額度比免費的「安寧緩和醫療條例」的「預立意願書」都要更高。

施行二十一年來的「安寧緩和醫療條例」，免費的「預立意願書」，只限於保障「末期病人」，免於被「插氣管內管、電擊、接呼吸器等急救流程」的受苦。如果病人來不及簽署就已經昏迷，家屬還可代為做決定。

施行兩年多的「病人自主權利法」。花大錢的「預立醫療決定書」，除了保障末期病人之外，還有不可逆轉的昏迷、永久植物人、極重度失智以及其他，共五大類臨床狀況的病人，可以決定拒絕接受「維持生命治療」（包括插管、接呼吸器、洗腎、抗生素等）和「人工營養及流體餵養」（包括插鼻胃管灌食和打點滴等）。只有病人本人親自簽署才有法律效力，病人萬一來不及簽署就發生五大類臨床狀況，家屬不能代為決定。

11.您在高醫有開設生死學、從醫三十年，從事與推動安寧療護二十六年，您覺得大家對死亡的態度有改變嗎？

我當醫師今年剛滿三十年，從事安寧療護二十六年，在花蓮開辦過兩個安寧病房，我在花蓮慈濟醫院籌備開設的心蓮病房

已經二十五週年。我在高雄醫學大學開設「生死學與生命關懷」通識選修課程八年，本週開始進入第十四回合。

　　我覺得大家對死亡的態度當然有改變，但是速度太慢。我從很早之前就認定：要改變一整個世代的觀念，至少要花三十年的時間。所以我從不急著要看到成果，等到三十年後再來驗收。但是如果現在不開始，就永遠不可能改變。我希望從你開始改變！

　　如果你改變不了上一代，至少從你這一代開始，可以坦然的和你的下一代談論死亡。當有一天末期病人主動要求轉安寧病房，不是被主治醫師建議，或是被家屬矇騙轉去療養。當我這樣的安寧專科醫師可以公然表明專科身分，不用擔心會被家屬趕出去，說：「我們還沒那麼快！」那時才可以勉強算是成功了。

許禮安110-09-27（一）教師節前夕/戌亥時初稿/高雄安居<br>
許禮安110-10-01（五）午時修訂/高雄市張啓華文化藝術基金會

# 《小世界新聞網》

## 許禮安談安寧療護

**1. 您認為目前台灣對於安寧療護病房的需求與現狀為何？**

癌症是台灣十大死因的榜首已經蟬聯38年！民國70年（西元1981年），全國死亡86,204人，死於癌症14,202人，占比16.5%，前年108年（西元2019年）台灣死亡175,424人，死於癌症50,232人，首度破五萬，占比28.6%。去年109年（西元2020年）死亡173,067人，死於癌症50,161人，占比29.0%。

全台灣目前一年死亡超過十七萬人，去年和前年死於癌症都突破五萬人。我民國84年（西元1995年）8月，被花蓮慈濟醫院派去台大醫院6A緩和醫療病房受訓一個月，開始從事安寧療護到現在二十六年。當初一年死於癌症大約兩萬三千人，如今已經是超過兩倍的五萬人了！

台灣一年有超過五萬人因癌症死亡，這一年就等於是有五萬個癌症末期病人。全國安寧病房登記八百床出頭，實際運作可能只有五百床，因為按照規定每床要配置一位安寧護理師，但是趙可式老師說：台灣有安寧護理師資格的不到五百人。那為什

麼會登記有八百床呢？因為例如先登記十床，但安寧護理師先後離職，只剩六位就只能開設六床，又不會去修改登記床數。

同時導致多數安寧病房占床率偏低，甚至不到五成。假設這可收治病人的五百床，全年365天全開，給五萬個癌症末期病人住院，平均每位病人這一年只能住院不到四天（3.65天），你覺得這樣有可能夠用嗎？

何況現在安寧療護的服務對象不再是只限於癌症末期病人，還包括92年9月開始納入服務對象的漸凍人末期，以及98年9月開放，到現在已經超過十二年，但卻很少民眾知道，可能連多數醫護人員都還不大清楚的「八大類非癌症末期」病人，包括腦、心、肺、肝、腎，這五大器官的末期。

我們估計大約一年十七萬多人死亡當中，有大約十二萬到十四萬人，比率大約三分之二的死亡人口，是屬於「拜託不要再用急救把他們折磨到死為止」，而是可以接受安寧療護服務（包括安寧居家療護、安寧病房、安寧共同照護）的所有十大類的末期病人，當然安寧病房更是不夠用啊！

2.許多民眾對於安寧療護抱有刻板印象，如：品質低落、專業不足等，您認為其構成原因為何？

其實民眾對於安寧療護的「刻板印象」並不包括「品質低落、專業不足等」，反而主要是：「感覺安寧病房好像是在墓仔埔的隔壁」、「安安靜靜的等死」和「住進去就只能等死」，甚至

是:「要等到快死了才能住進去」和「住進去很快就會死」!

甚至有大學生說:「我支持老師你說的安樂死!」我說:「我是在宣導安寧療護,而且我反對安樂死!」結果他竟然說:「安樂死和安寧療護不是一樣嗎?」我當場都想要翻白眼了!

如果連大學生都搞不清楚「安樂死和安寧療護」的巨大差別,恐怕媒體報導的「台灣有八成民眾贊成安樂死」,這件事誤會可大了!會不會多數民眾誤以為「安樂死就是安寧療護」呢?因為民眾的無知而所以贊成,根本就是虛假而沒用的民意調查。

這應該是因為政府衛生福利部和健保署,以及媒體沒有做好應該要做的「社會教育」!所以我近十幾年努力在做的事情是「安寧療護和生死學」的社會教育。這也是需求和供給的失衡:民眾不懂安寧療護以為是在做安樂死,不知道要提出要求,甚至因為誤解和無知而拒絕安寧療護,安寧療護服務就不只是供給量不足而已。

甚至於其他科的醫護人員不懂安寧療護,還有醫護人員竟然敢跟我「大放厥詞」說:「只要做好安寧居家療護,就可以不需要有安寧病房。」我說:「安寧居家療護最好可以做到二十四小時隨傳隨到,否則末期病人三更半夜忽然大痛,居家護理師不可能半夜立刻飛奔去家裡幫病人打針止痛,當然就會叫家屬把病人送去急診。」

民眾不知道安寧療護應該和可以做到什麼程度,不知道可以提出「高品質」的要求,以為安寧療護就只能做到現在這樣,台灣安寧療護的服務品質當然就不可能會進步啊。

例如:有本書寫到「安寧病房的美味大廚」,介紹德國的「安寧院」可以做到:「聘用米其林等級的專任廚師,讓末期病人可以點餐」,但是台灣的安寧病房就是做不到。例如:聽說日本的安寧院可以做到:「每一床都靠窗,而且窗外都有大自然的風景」,台灣的安寧病房就是做不到。

只是因為我們不知道可以做到這種程度的安寧療護,當然永遠都不可能進步。甚至還有人跟我說:「這怎麼可能?」我說:「外國人做得到而台灣卻做不到,只能證明我們程度太差和能力太遜!」

例如:前體育主播傅達仁去瑞士進行「醫師協助自殺」,就是因為某個安寧病房的疼痛控制做得不夠好,讓他「痛不欲生」、「生不如死」,痛到想要跳樓、跳海自殺,痛到要求安樂死!你不改進疼痛控制,卻贊成安樂死,因為直接把他弄死,他就不會再痛、再吵鬧了。

媒體都寫成他去瑞士安樂死是錯誤的分類,荷蘭才是安樂死合法。安樂死是醫師直接把人弄死,醫師協助自殺是醫師給他藥物,他要自己吞下去才會死掉,瑞士法律不罰,台灣法律算醫師謀殺!

我們說:「安樂死是因為痛苦而解決人,安寧療護是為末期病人解除痛苦。末期病人活得很痛苦,你應該在他還活著的時候,就要幫他解除痛苦,讓他可以安樂活,他就不需要要求被安樂死!」所以我才說:「安樂死簡單、省事又省錢!」

就像這兩年因為新冠肺炎的疫情,導致百業蕭條,很多人活著很痛苦,快要活不下去,請問可以安樂死嗎?當然不行!這時候政府應該提出紓困對策和振興方案,所以最近才會發送各種振興券。因此我說:「安寧療護就是末期病人的紓困方案!」

3. 承上,你認為此刻板印象是否已有獲得改善。原因為何?

我這二十多年來到處演講宣導安寧療護理念,近十年幾乎每年有超過兩百場演講和課程,到去年疫情之後,多數演講都被取消。近幾年已經比較常聽到學員說:「許醫師,我很贊成安寧療護,因為我當過家屬!」其實這樣有點悲情。我希望大家不要等到成為家屬,才知道安寧療護很重要,才願意贊成與支持安寧療護。

我在對醫護人員演講時都強調:「我們的身分是暫時借用的,我們有最真實的身分就是:有一天我會成為家屬,我的親人會末期;最後我自己會成為末期病人!」

幾年前我在主婦聯盟斗六站演講時,有學員說:「許醫師,好像最近比較常聽到安寧療護。」我假裝生氣地跟她說:「什麼最近比較常聽到安寧療護,我可是努力了二十幾年。如果沒有我

前面的努力二十幾年，你有可能現在會比較常聽到嗎？可是請問：我前面二十年在努力的時候，你都在哪裡啊？」

我不是想要邀功，只是有點感慨：這明明是政府（例如：衛生福利部和健保署）的責任啊！所以，我有時候開玩笑說：「政府不宣導，就只能當作沒有政府，既然現在等於沒有政府，那我就是政府，我現在就是代替政府在做宣導！」因為你總有一天會活到末期，需要安寧療護，我勸你要趕快認識並學習安寧療護！

以前醫院的長官不支持安寧療護的時候，我們很阿Q的在心裡有一句OS，就是「總有一天等到你」！總有一天長官會末期，我會好好照顧他。可是如果年輕一代的醫護人員，我沒有把他們教好，因為他們不會做安寧療護，那麼我將來可能會痛苦悲慘的死在他們手上。

4. 針對醫護人力短缺部分，可如何去改善？

今年五月新冠肺炎疫情爆發，導致醫療量能不足時，健保署規定各大醫院要設立相當比例的專責感染病床，否則會降級或降低健保給付，於是各大醫院就算是啞巴吃黃蓮，還是得硬著頭皮配合。

我認為：衛生福利部和健保署早就應該要下令，各大醫院比照加護病房床數，開設相當比例的安寧病房，否則就降級或降低健保給付。因為如果這家醫院沒有安寧病房，院內的末期

病人很可能被「插管、電擊、接呼吸器，送進加護病房」，我們安寧界稱為「死亡套餐」。或是在內外科病房，因為沒有足夠醫護人力做好安寧療護的疼痛控制，讓末期病人「求生不得，求死不能」或是痛苦哀號到死。

這是需求和供給可以相互刺激而成長。衛生福利部和健保署應該有能力計算，一年全台灣死亡超過十七萬人，到底需要開設多少安寧病房床數？提供多少「安寧居家療護」和「安寧共同照護」的醫護人力，需要多少健保給付。這就是要如何應用所謂的「鞭子和胡蘿蔔」了，如果衛生福利部和健保署辦不到，不然換我去當部長或署長，我辦不到就會自己下台，絕對不會像某些人死不要臉、賴著不走的！

5. 安寧醫護的訓練時數過長，以您的專業看法，可能對人力造成何種影響？

這個提問其實剛好相反，正因為訓練時數過短，才會造成前面所說的「品質低落、專業不足等」的「刻板印象」。所以這個提問恐怕也是個錯誤的「刻板印象」！

目前安寧緩和醫學專科醫師還不是衛生福利部承認的醫療專科。健保規範的「甲類安寧療護」資格，醫師、護理師、社工師只要40小時（五天）的課程，加上40小時（五天）的實習，總共80小時，就是兩週總共十天的訓練。至於「乙類安寧療護」資格，更是只剩下大約四分之一的時間，就是13小時（兩天）的課程，

加上8小時（一天）的實習，總共只有21小時（三天）的訓練。

對於過去教育訓練都只強調「治病和救命」的醫護人員，只給他兩天的課程，加上一天的實習，就有資格可以提供健保認可的「乙類安寧居家療護（叫做：社區安寧照護）」的服務，去家裡訪視末期病人。我問過許多醫護人員，根本就不敢去看，這是趕鴨子上架，只有受訓三天就要上生死交關的戰場，你覺得這樣算「安寧醫護的訓練時數過長」，請問你是拿什麼標準來比較的呢？所以降低訓練時數標準，並不會增加第一線安寧療護服務的醫護人力，反而這些被官方認可具有資格的醫護人員都不敢去服務！

我們來看監察院105年5月糾正衛生福利部的新聞報導：「社區安寧療護制度不周糾正衛福部」。事情已經快要五年半，可是衛生福利部到現在都沒有任何改進啊！這就是衛生福利部的行政效率！

「監察院今天說，衛福部實施乙類社區安寧療護，降低醫事人員訓練時數，未建構整合性安寧緩和醫療照護體系，安寧療護品質無以確保，已通過監委江綺雯、尹祚芊提案，糾正衛福部。

江綺雯、尹祚芊調查發現，衛福部從103年開始實施乙類社區安寧療護，降低訓練時數，讓原本從85年開始，陸續實施安寧居家、安寧住院及安寧共照，醫護人員必須完成80小時的教育

訓練（40小時安寧課程、40小時安寧病房見習），降低至13小時訓練及8小時的見習。

監委指出，許多重要的課程或訓練都免修，如「疼痛病理學、疼痛評估與照護」、「嗎啡類藥物疼痛控制」、「非嗎啡類止痛藥及輔助用藥、困難處理之疼痛與整體痛」、「舒適護理」及為能判別病人是否進入臨終階段而學習的「末期疾病不同的軌線圖與存活期預估」等，以致無法確實症狀控制及疾病預估，病人不能獲得良好照護品質。

監委表示，根據衛福部統計，自103年1月1日實施至104年9月30日止，具備乙類社區安寧資格的醫師有177人、護理人員有218人，而實際提供服務的醫師、護理人員僅3成（62人及72人），得到安寧照護的人數為331人，其中基層診所照護病人數僅3人，成效不彰，不但未能達到服務普及目的，甚至造成社區安寧品質無以確保的疑慮。

監委指出，國內目前安寧療護服務主要由醫學中心或區域醫院提供，從醫院安寧病房轉出之末期病人，並未轉診至基層診所，而基層診所縱能提供乙類社區安寧療護服務，卻無收案來源，因此多數末期病人，回到社區後就無法獲得完整連續性的安寧照護，衛福部至今未能建構整合性照護體系，有疏失。

監委說，依據世界衛生組織（WHO）定義，末期病人只要有威脅生命的疾病，就應有獲得安寧緩和醫療照護的權利，當今先

進國家多已實施。她們認為，為維護人的尊嚴，建議衛福部勿僅就癌症及八大非癌為對象，應研議先進國家已實施多年的「去病化」範圍，擴大服務對象，保障善終權益。」

6.針對台灣安寧病房，城鄉差距、各間醫院資源不一的問題層出不窮，您認為主因為何，並該如何去改善？

我認為：台灣的醫院評鑑制度造成醫院都在做文書工作和表面工夫！我以前在東部某家慈善醫院工作時，公共廁所一年到頭沒有衛生紙，某天會全面出現衛生紙，隔天又全面消失，每三年只會有一天，就是醫院評鑑委員來現場審查的當天。所以我當年開玩笑說：「只有醫院評鑑當天是A級，隔天就自動降為D級！」這個不只是雙關語而且是三關語，是英文的「D」級，也是中文的「低」級，還是台語在罵人的「豬」級！

我覺得現行的醫院評鑑制度是：各大醫院長官分別到別家醫院擔任評鑑委員，因為台語說的：「早晚相堵會到」，所以都必然會手下留情，永遠都是官官相護，每家醫院都知道評鑑委員哪天會來，當天所有員工都配合演戲，甚至還有專業的評鑑演員，根本無法突擊檢查。我建議：應該改用像米其林評鑑的「秘密客」或「神秘客」的作法，像我就很適合擔任這樣的「秘密客」，因為我從來都不會穿西裝打領帶，看起來就不像是評鑑委員，才能評鑑出真相。

我舉個例子：我曾經在國境之南的某公立醫院演講安寧

療護,隔週連續兩次,現場數人頭只有五十人,外面簽到單簽了一百五十人。我都用現場人數計算成果,但是醫院評鑑是用簽到單計算的,明明只有五十位員工來參加安寧療護課程,評鑑的時候就會說:「本院有一百五十位員工參加過安寧療護課程。」我第二週演講時,就跟大家開玩笑說:「這家醫院很奇怪,還沒農曆七月就鬧鬼!現場只有五十人,那不就另外還有一百個鬼來參加課程嗎?」

台灣人超級會做評鑑,我們開玩笑說:「貧賤(評鑑)不能移,威武不能屈!可是外國人不懂,因此英國人做的「全球死亡品質調查」,台灣竟然獲得「全球第六,亞洲第一」!然後政府還拿出來對民眾和媒體炫耀,可是我們真正在做安寧療護服務的人知道:台灣的安寧療護在亞洲至少輸給日本和新加坡。

這幾年「台灣安寧療護之母」趙可式老師終於開砲說:「我們根本做得很爛!只是外國的評鑑委員來的時候,我們都帶他們去前幾名的安寧病房,他們就以為全台灣都做到這樣的品質。」我開玩笑說:「幸好這些話是趙可式老師說的,如果是我說的,我早就被打成砲灰!」可是,我從很早以前就這樣認為、這樣演講、也這樣寫文章,只能說:幸好知道我的人不多吧!

7. 醫院是否會因營利或病人分佈關係,不願投入資源,其原因為何?

當初二十多年前開始推動安寧療護時,有邀請中央研究院

的專家羅紀琼教授研究計算，發現：安寧療護既可以讓健保省錢，又可以提升末期病的生活品質和醫療服務的滿意度！那為什麼健保署不努力宣導推廣安寧療護呢？可能因為醫院端會減少業績。我常說：我犯了一個大忌，叫做「擋人財路者死」！直接放手不急救，當然就會沒有業績，要病人活得越久，醫院、醫師和家屬才可能領得越多。

我從以前就經常說：「台灣的醫療體系掉入一個陷阱，叫做：有利可圖者趨之若鶩，無利可圖者逃之夭夭！」假如安寧病房可以讓醫院賺錢，甚至還能賺大錢，我根本就不需要這麼拚命去宣導，搞不好長庚醫院會整棟都改成安寧病房。正因為安寧病房被醫界管理高層認為不會賺錢，可是卻是人人都有需要，而且政府應當保障人民有得到善終的權利，所以才更需要衛生福利部和健保署祭出鐵腕或殺手鐧啊！

8. 您認為從前至今，政府的推廣、介紹方式有何不同？

最大的不同點就是有和沒有！

民國94年那年，全國有61家醫院申請安寧療護宣導補助，每家獲得補助十萬元，總共六百一十萬元，這些醫院叫做「拿人錢財，幫人消災」，當然就要做安寧療護宣導啊！我當時在衛生署花蓮醫院擔任家醫科主任，是其中一家，這些醫院年底派代表，一起到台北市劍潭青年活動中心進行成果評比，因為宣導活動都是我舉辦的和我去演講的，互相票選之後，我個人替衛生署

花蓮醫院拿到全國第一名！

很不幸的隔年這個安寧療護宣導計畫案被完全取消，根據官方公告說是：衛生署長官的「高瞻遠矚」，把這筆預算拿去推動「安寧共同照護」。但是醫院沒有這十萬元，當然就不做安寧療護宣導，假設一年六百萬元的活動，十多年下來，等於超過六千萬甚至上億元的安寧宣導活動就直接消失，因此社會大眾與媒體記者，對於安寧療護的無知和誤解只是理所當然、剛好而已。我後來開玩笑說：「不幸中的大幸，就是我從此變成全國第一名的紀錄保持人，做安寧療護宣導從此再也沒有人可以超越我啊！」

那年（民國94年）之後，我這個佛教徒就發願：「只要有人願意聽，我就願意去講！」沒給講師費的、甚至還要倒貼交通費的，我都要去講。我都說：「我每一場演講，只要能感動一個人，我就夠本了！」反正我過去在照顧末期病人和陪伴家屬的時候，即使只有一個人，我都得對他從頭講到尾，總不能跟病人或家屬說：「你只來一個人，我不想講，等你全家都到齊，我再一起講。」

9. 認為台灣目前推廣安寧療護的相關措施有無成效，方法有何缺失？

最大的缺失就是：根本沒有投注足夠的經費，去對社會大眾進行安寧療護理念宣導！因此我這二十多年來，努力推動「安

寧療護與生死學」的社會教育，就是在代替政府去做政府應該要做的事情！

許禮安110-10-14（四）酉戌亥子時初稿/高雄安居

# 長庚科大

## 醫師節講座提問與事後回應

前言

我在〈1101113生命關懷思索24紫色機場捷運和基督教敬老餐會〉文章前半段寫到（節錄）：

11月12日（醫師節）週五下午1310-1450，要到長庚科技大學（桃園市龜山區文化一路261號）D704教室，通識中心洪如薇教授的「經典與現代生活」課堂，演講「許禮安談生說死：安寧療護與生死關懷」，這是我110年的第79場，總計現場護理系35人（加教授和助理）。

感謝如薇老師的邀約，她說是看到我們高雄市張啓華文化藝術基金會製作的《安寧緩和療護》教學光碟（DVD），於是直接寫e-mail邀我去她的課堂分享。經過疫情的一波三折之後，終於順利成行，而且是調課剛好選在醫師節，我還對剛考完期中考的護理系學生講南丁格爾的名言，真是人生一大樂事。

她開車親自接送我。她課後給學生寫「學習單」，我看到最

後一個問題是:「你最想問許禮安醫師的問題是什麼?」我請她在整理後給我資料,我想要藉此寫文章答覆學生的提問,因此可能(我很希望)還會有後續。

接下來就是我對護理系同學這16個提問的回應。

1.當上醫生後,怎麼會想要開始宣導安寧療法?以及當醫生的原因?(2位)

你應該先問我:「當醫師的原因?」,然後才接著問:「為何開始從事和宣導安寧療護?」我寫過「當醫師的原因」其中之一是:我閱讀的興趣很廣泛,對世界充滿好奇,所以沒有一定要走哪一行。我爸當年跟我說:「你成績不錯,但不愛講話,你去當醫師,可以不用講很多話。」現在證明他錯了!另外一個原因是:我們許家從我阿公年輕時由大陸福建福州來台灣,我知道的整個家族裡面沒有半個醫護人員。這兩個也是我後來選擇走家醫科的原因:家醫科「號稱」什麼都要會,所以可以廣泛學習。再者,家醫科可以照顧整個家族的健康問題,就算我不會醫治,至少知道要掛哪一個專科。

我走入安寧療護是因緣巧合,我在花蓮慈濟醫院家醫科訓練三年,要考家醫科專科醫師,剛好醫院想要籌設安寧病房,要家醫科王英偉主任負責此事,主任可能看我任勞任怨,就指派我負責籌備工作。我非常努力加上有些幸運,在一年後(民國85年8月)開設心蓮病房。因為開創安寧病房,就「傻人有傻福」的幫

自己創造一個主治醫師的職缺，當年沒人想要來搶的缺。因為從事安寧療護被大家，包括醫護人員、病人及家屬，不了解甚至誤解，所以覺得要推動安寧療護與生死學的社會教育。就在我先後開創兩個安寧病房並因故離開之後，進入我人生的另一個階段任務，把醫師變成副業，用最多的力氣在推動宣導安寧療護。

2.安寧是從什麼時候開始？從自己想死的那一刻嗎？（3位）

很抱歉！可能是我沒有講清楚。安寧療護的適用對象是「不可治癒的末期病人」，包括：癌症末期、漸凍人末期以及「腦、心、肺、肝、腎」五大器官的「八大類非癌症末期」病人。我送給你們的彩色「安寧療護衛教單張」裡面都有寫。你會這樣問，應該是把安寧療護和「安樂死」畫上等號了！偏偏這兩件事是相反的：「安樂死」是因為痛苦而解決人，「安寧療護」則是為末期病人解除痛苦。要在病人還活著、還沒死之前，想盡辦法幫他解除痛苦，要做疼痛控制、症狀控制，身體的照顧之外，還有心理、社會、靈性的困擾，要想辦法化解，讓末期病人還活著就得到安樂。當他可以「安樂活」，他就不會吵著要「安樂死」，所以「安樂死」的呼聲，其實正是「安寧療護」的失職和失能！

就像民間團體的購買BNT疫苗捐給政府，就代表政府的失能和失職一樣！所以不是「從他想死的那一刻」開始，那是「安樂

死」，我都說：「安樂死」比較簡單省事又省錢！因為只要把他弄死，他就不會繼續吵，我們就什麼事都不用做了。如果只是因為痛苦就把人弄死，你們很多人被迫讀護理系而覺得很痛苦，請問可以把她們都安樂死嗎？社會上有很多人不懂「安寧療護」和「安樂死」的差別，就說他贊成「安樂死」，那是無知！我最近演講時告訴大家：「不要隨便贊成或同意你不懂的事情，因為無知將會葬送別人的性命，將來也會葬送你和親人的性命。」

3. 在推動安寧療護的路上遇到最挫折的事？（3位）

我在推動安寧療護的路上遇到最大的挫折，就是社會大眾的無知，甚至是專業人員的無知！很多人誤以為安寧專科醫師的角色，就像是「穿著黑斗篷、拿著大鐮刀的死神」。我們在安寧療護現場遇到的末期病人和家屬，幾乎都是驚慌失措、手足無措、手忙腳亂、六神無主，像熱鍋上的螞蟻、像無頭蒼蠅一樣。社會大眾對於自己將來必然的臨終和死亡避而不談，所以我努力要讓社會大眾對死亡做好準備。我常說：「臨終三件大事：交代後事、完成心願、了結心事。」但是等到臨終昏迷之後就來不及，應該要趁你還健康、還清醒的時候，就趕快去完成才對。

我很阿Q的講，我們從事安寧療護的人，心裡面有一句ＯＳ（旁白），叫做「總有一天等到你！」我總是提醒醫護人員和社會大眾：就算身為醫護人員，這個身分只是暫時借用的，我們最真實的身分是，總有一天我會變成家屬，因為我的親人會末期，最

後我自己會變成末期病人。大家應該要早一點來認識和學習安寧療護，才能夠有備無患，將來才不至於痛苦哀號到死。

**4. 身邊有無支持您推動安寧療護的人？**

我現在身邊的人都支持我推動安寧療護，因為不支持、不認同的人都已經離開我。而原本就不支持和不認同的人，根本就不敢靠近我，可能是害怕靠近我之後，就會離死亡越來越靠近，還是保持「社交安全距離」以策安全，不過這樣雖然可以過「防疫新生活」，卻沒辦法預防死亡。何況我都說：我這二十多年來推動「醫療體系的人性化改革」，假如你不支持我也沒關係，反正到頭來會倒楣的不會只有我而已，佛教說「眾生共業」！

**5. 是什麼原因讓您更加努力與積極到各地演講？**

我都說：「要把戰線拉到前端！」我過去在第一線從事安寧療護工作，光是和家屬溝通都很困難，因為問題出在前端，就是社會大眾對於末期臨終和死亡的認知和準備。只要是人，總有一天會末期臨終和死亡，我發現這件事情明明就是所有人都需要，卻都覺得這是別人家的事。因此，我這二十多年台（台灣全島）、澎（澎湖）、金（金門）、馬（馬來西亞）、日（日本京都）走透透，到處演講安寧療護。我遇到有些學員跟我說：「我很支持認同安寧療護，因為我當過家屬。」心裡總是覺得悽慘。

我說：「千萬不要等你變成家屬，才發現安寧療護真的很重要！可不可以在還沒成為家屬和末期病人之前，就知道這件事

情很重要,就來關心和學習安寧療護。我總不能期待大家都很快變成家屬或末期病人。我總不能期待衛生福利部的長官以及各大醫院的院長和主任,都很快變成家屬甚至是末期病人,因為他們都不支持安寧療護。」所以我要更努力去告訴社會大眾:安寧療護的重要性。我二十多年前就說過:「這就像在滾雪球一樣,一開始很費力、很辛苦,可是當雪球越滾越大,重力加速度就可以讓它自動滾下山,甚至造成雪崩,等到那時候就沒有我的事了!」

6. 對於家庭經濟有困難的家庭,要如何得到需要的安寧?

安寧療護不是只給有錢人使用的服務!安寧病房住院病人都是健保重大傷病,免繳部分負擔。家庭經濟有困難,要申請各種補助,在醫院就是社工師的事情。現在的問題是全國五百多家醫院,只有八十家左右設置有安寧病房,衛生福利部沒有要求所有醫院都應該設立安寧病房,甚至公立醫院都沒有安寧病房,你就算再有錢也沒用,更別說是有經濟困難的家庭了。

你還得剛好住進有安寧病房的醫院,才有機會入住安寧病房。我們認為:提供末期病人有安寧療護服務,是基本的醫療人權。以汽車來講,應該要是「標配(標準配備)」而不只是「選配(選擇配備)」。以前安全氣囊剛發明時,只是高檔的選配,現在幾乎已經是汽車的標配。全台灣第一個安寧病房,是台北馬偕醫院淡水分院在民國79年設立,三十多年前台灣還沒有安寧

病房，連選配都沒得選。如果安寧病房不是醫院的標準配備，等到你的親人或你自己末期時，你就算想要選配都辦不到，到時候就只能哀怨的說聲：「呸！」

### 7. 哪些行動是成功推動安寧療護的關鍵點？（2位）

安寧療護在歐美是由下而上的社會運動，在台灣卻需要依靠由上而下的政策與健保給付支持。因此我認為：「在上」就是醫院院長的支持，「在下」就是民眾藉由社會教育而覺醒，開始關心自身的基本醫療人權。我以前被問過：「醫院開設安寧病房的關鍵是什麼？」我說：「其實只要院長一句話！院長只要肯下令說要開設安寧病房，當然就會開。假如院長說不開安寧病房，那就除非院長死掉或換院長才有可能開。」

民國104年元月，「台灣醫療改革基金會」召開記者會，公布衛生福利部全國管轄二十七家醫院，當中竟然只有三家醫院有開設安寧病房：桃園、台南和雙和，雙和醫院還是外包給北醫經營的。就因為「醫改會」開記者會「電」衛福部，所以衛福部才開始下令要求部立醫院要趕快開設安寧病房！請注意：民間最早開設安寧病房，是台北馬偕醫院淡水分院在民國79年，民間努力十年後，官方直到民國89年才開始「安寧病房試辦計畫」，試辦將近十年後，才在民國98年9月成為健保的正式服務項目，這就是我們衛生福利部和健保署的行政效率！

這就是說：如果上面高層擺爛或混吃等死，不把人民的醫

療人權當一回事，不願意主動提供安寧療護服務，這時就需要民間團體和人民的覺醒、糾察與監督！因為我沒機會到高層當官，所以決定努力透過演講和出書，去影響基層的社會大眾，讓大家開始關心自己和親人將來會怎麼死，以免事到臨頭自己和親人痛苦哀號到死，那就是只能自認活該倒楣了！

### 8. 是什麼動力讓您能夠長年致力於安寧療護的推廣？

我從小體弱多病，個性孤僻自閉，不喜歡和大家做一樣的事情。當醫師之後經常同時還是病人。其他醫師都只想要治病救命，就會忽略治不好病也救不了命的病人。因為不願意面對自己的挫折打擊，就不去理會末期病人，反正最後一樣會死，這是「鴕鳥心態」：把頭埋進沙堆，以為只要自己看不見，就等於事情不曾發生。可是不要忘記，我從以前就常講：「醫師護理師的宿命，就是有一天你會發現：治不好親人的病！我爸爸高血壓，我媽媽糖尿病，我都醫不好，只能一直吃藥吃到死。最後你會明白：你救不了自己的命！」

我都說：「就算你是加護病房、重症或急診專科醫師，總有一天自己倒下來時，你絕對沒辦法幫自己插管、電擊、接呼吸器、裝葉克膜！」這群末期病人基本上是被醫護人員給遺棄的，所以我願意挺身而出，我的成就感不是建立在治病和救命，而是我可以陪伴這些末期病人和家屬，讓他們最後一段生命旅程減少痛苦，安詳離去。

### 9. 您心中的醫療改革是什麼樣子？以及現今醫改提倡者的成功關鍵？

不是等到生病再來治病，而是預防生病。南丁格爾說過：「護理不應該只在醫院內，連在醫院之外眾人的身、心、靈的健康都要照顧。」南丁格爾還說：「護理所照顧的不只是醫院的人，也包括社會上容易生病的無知、墮落的看法與制度。如果沒有改革後者，護士的工作就好像救生員，一直忙著去救溺水者，而沒有想到這些人為什麼會掉入河中？但解決問題的關鍵卻不在醫院裡，如果沒有這些居家衛生知識，再多的醫院也解決不了問題。」

南丁格爾說過：「近代護理的另一項危機，是護理人員越來越像修水管的工人，每天到醫院照顧病人，就像修理一堆出毛病的水管。醫院也愈來愈像修理水管、堆積問題水管與報銷廢水管的地方。」南丁格爾也說：「很多人認為，祇要是獲得多數人支持的，就是對的。但是我這個老頑固卻認為，多數人總在錯誤的那一方。」南丁格爾還說：「管理不好的醫院，是病人的刑場。只要我一息尚存，我將為醫院改革而戰。」「一個人早死並不可悲，可悲的是一個人活著卻不作有意義的事情，醫療改革是我人生最後的一場戰爭，是我的生命，只要我一息尚存，就會堅定的走下去。」

所以，你將來當護理師的工作，不是只在醫院內照顧生病的人，連社區裡面導致生病的原因都要去解決。古人說：「上醫治

未病,下醫醫已病。」又說:「上醫醫國,中醫醫人,下醫醫病。」以古人的標準來看,現代所謂的名醫,都只是「下醫」而已啊!古人還說:「不為良相,便為良醫。」我都開玩笑說:「我是因為沒有機會當宰相(行政院長),所以只能努力想成為良醫。」南丁格爾說:「當我們在作一件正確的事情時,我們已經沒有退路了。揭露多年風塵的人,本來就會沾的灰頭土臉。」「要做事的人,就不怕有敵人。」

10. 當您面對別人嘲笑時,是什麼讓您不放棄,堅持自己理念?

在《南丁格爾手記2:是誰在遠處吹醒了那一支號角?》(南丁格爾/原著,張文亮/編譯。校園書房出版,2004年7月初版)當中有兩個短文如下:

講道理:「有人批評我是一個不講道理的人。其實,當有些人自認有辦法對付你時,他們的火力是排山倒海而來,從來不講道理;等到他們發現無法對付你時,才說要講道理。沒錯,對這種人,我是不講道理的,我是大聲的講、重複的講、不退縮的講,直到對方的炮口縮回去。」(17頁)

(說得真好!我喜歡這一段,所以決定效法南丁格爾!)

呼喚與嘲笑:「我曾聽過一則故事,在一個夜晚,有兩個人在海邊散步,卻逐漸走入水裡。沒有想到當地的潮水正在逐漸上漲,海邊漁村裡有個少女跑到水邊,大聲呼叫,要他們趕快走到前邊不遠處的石頭上,因為潮水不會淹到那裡。黑夜裡視線

不明，少女的呼叫聲在潮浪的狂嘯裡聽來非常微弱，這兩人以為這不過是平常的潮水，一邊嘲笑少女的大驚小怪，一邊走向死亡。我在從事改革的過程中，經常聽到這種嘲笑聲。」（38頁）

（我喜歡這則故事，因為在我從事安寧療護與醫療人性化改革的過程中，也經常聽到和南丁格爾所聽到的一樣的嘲笑聲。）

我有你們護理界的祖師奶奶南丁格爾的話語名言，以及她生平的英勇事蹟當我的擋箭牌和榜樣模範。我有整理過南丁格爾的名言和心得，收錄在華成圖書幫我出版的《人生，求個安寧並不難》書中。我常說：「國父精神只有一句話，叫做：老子有膽敢造反（搞革命），才有機會當國父。國父精神其實就是造反精神，所以教育不敢教，怕學生會起來造反。」我曾對醫界假裝放話：「如果只是因為我的言論，而讓我當不成醫師，我就要效法我的偶像孫中山醫師。」

## 11. 是否有醫院對安寧療護的不支持讓您而感到灰心？

醫院對安寧療護不支持是正常的！我都說：「現在台灣的醫療體系掉入一個龐大可怕的陷阱：有利可圖者，趨之若鶩；無利可圖者，逃之夭夭。」假如安寧病房可以賺錢，甚至賺大錢，我就不用二十多年來這麼辛苦的宣導，因為長庚醫院說不定整棟大樓都會改成安寧病房。安寧病房被全國醫院的院長認定不會賺錢，高醫開設安寧病房的主任到退休前都一直跟我說：「安寧病房從來都沒有賺錢，即使已經開十年，都繼續在賠錢。」我心

裡想說:「如果當醫師,卻滿腦子都想著賺錢,不如去賣冰!」因為俗話說:「第一賣冰,第二做醫生。」

我曾經對高醫醫學系大一的學生說:「如果你當醫師只是為了賺大錢,我勸你趕快改行,免得將來危害到成千上萬的病人和家屬!」可是,請問院長、主任和大家:將來會不會走到末期?有沒有需要安寧療護?我從來沒有灰心!因為我像唐吉訶德面對巨大的風車,明知道打不贏,卻仍然勇往直前。我不是世人以為「屢戰屢敗」的「魯蛇」,而是曾國藩轉念之後說的「屢敗屢戰」的阿Q。尼采說過:「凡是殺不死我的,只會讓我變得更強。」

## 12. 您對器官捐贈的看法?

我自己沒有簽署「器官捐贈同意書」,因為我還沒想清楚:萬一死後還有知覺,被摘除器官時因為疼痛而起瞋恨心,這樣對我和接受器官的受贈者都不好。但是只要有人發願,我們就要努力幫他圓滿。癌症末期病人只能捐贈眼角膜和心臟瓣膜,因為其他的器官都有可能經由血液循環而有癌細胞轉移。器官捐贈通常是因為意外導致腦死才有機會,發生的機率很低,派得上用場的機率更低。

我認為:「簽署器官捐贈同意書」的同時,應該要思考對於大多數「老、病、死」的人,最後會想要怎麼死?應該要簽署二十一年來「安寧緩和醫療條例」(西元2000年開始施行)免費的「預立意願書」,或是兩年前的年初(108年1月6日)開始施行

「病人自主權利法」的「預立醫療決定書」，這邊用得到的機率更高。衛生福利部今年終於開始要把這兩件事合併在同一個單位推動。

13. 您是在哪個階段，意識到安寧的重要性？（3位）

我在當醫師的開頭（實習醫師和住院醫師階段），每次急救都徒勞無功的失敗收場。於是我開始檢討：假如這位病人註定會死，我為什麼要繼續折磨他？為什麼大家都不願意放過他？為什麼不能幫助他好好地走完人生旅程呢？我可能比其他大多數醫師都更早意識到，而且願意承認自己的脆弱和無能為力，因為不管醫療再怎樣發達和進展，我們終究要遇到治不好的病和救不了的命！

過去醫生只負責醫「生」，卻不懂得醫「死」，在已經沒有能力醫「生」時，卻讓病人死得悲慘壯烈！台灣安寧療護之母趙可式老師形容：「有洞就插管，沒洞就開洞！」有位安寧護理師作家李春杏說：「現代醫療很可怕，可以讓人活不好，卻又死不了！」醫護的教育訓練都是治病救命優先，而我天生就喜歡與眾不同和特立獨行，於是我決定挺身而出，去做大多數人不願意面對的事情。

14. 遇到病人面臨死亡，您有什麼感觸？

病人的死亡就在暗示或明示我的未來，末期病人是我的生命導師，他用最後的生命想要教導我的，不管是透過言教或身

教，我用學生學習的心態，所以我學到最多。其他人都用「人之患在好為人師」的心態對待末期病人，想要當老師去教導，甚至是教訓末期病人，這是高高在上的傲慢態度，佛教稱為「貢高我慢」。在安寧療護裡面，應該是用陪伴的心態，這是平等的、平行的，用生命來陪伴生命。再降一階，則是要用學習的心態，我去學習如何走向死亡。

心靈工坊出版的《好走》這本書裡面說：「五十億人會有五十億種死法。」因此我換句話說：「每個人自成一種死法！」安寧療護強調「尊重自主權與個別差異」，因為你活著和別人不一樣，所以我保證你也應該死得和別人都不一樣，這樣才有道理。我比其他的醫師看過更多在我眼前的死亡，將來我自己會死成什麼樣子呢？我曾經跟安寧病房的護理師開玩笑說：「因為我看過最多末期病人的招數，我將來進入生命末期時，一定要扮演最難搞的末期病人來訓練你們！」

## 15. 遇到自己最挫折的案例？

我寫過很多《在心蓮病房的故事》（一到四系列），這些書都已經絕版，可是裡面的文章，我都貼在部落格：「許禮安的安寧療護與家醫專欄（隨意窩Xuite日誌）」，邀請大家進來看故事、閱讀文章。末期病人還沒死就在「等死」，明明還活著，而且幫他做好疼痛控制。身體的疼痛可以用止痛藥控制，可是「心病還得心藥醫」。藥物可以處理八九成的身體疼痛，但是心理、

社會和靈性的痛苦,卻沒有靈丹妙藥可以緩解。除了這種「等死」,不把握生命的最後階段,去充分發光發熱到最後一刻,還有另一種是「求速死」:希望醫師打針讓他早點死,我把這種狀況叫做「缺愛症候群」,因為活著受苦又沒人愛,不如趁早去死。

**16. 您會接受一位告訴您只想活到40歲的人,然後幫助他進行安寧嗎?**

你會這樣問,應該和第2題一樣,是把安寧療護和安樂死畫上等號了!偏偏這兩件事是相反的:安樂死是因為痛苦而解決人,安寧療護則是為末期病人解除痛苦。請你回到第2題再複習一下吧!

他只想活到40歲,那是他家的事!我教育兒子,從小就讓他知道:自己的事情要自己負責,不要拖累別人!「安樂死」就是把自己的痛苦,要借別人的雙手來幫他解決。「台北捷運鄭捷殺人案」兇手說他想死,但不敢自殺,所以就去殺人,好讓自己被判死刑、被殺。「安樂死」則是他自己不想活,卻不敢自殺,所以自認為有權利要求,甚至強迫別人動手殺死他,這是他殺!在我的認定裡:這兩種人都一樣,台語叫做「俗仔」!國語叫做「孬種」!

如果已經末期,當然幫他進行安寧療護。但是請注意:末期病人都想要繼續活下去,自殺的人通常是身體還可以活下去,但

是心理卻不想要活下去。我常跟末期病人說:「你可以活多久,不是醫師決定的。我當醫師,沒有本事把你醫好幫你治病救命;同樣的,我也沒有資格和權利提早結束你的生命。所以,你求我打一針讓你死,很抱歉我辦不到!看你信什麼就去求誰吧!信基督宗教的,就去求上帝、耶穌、聖母瑪利亞;信佛教的,就去求阿彌陀佛、觀世音菩薩;信民俗信仰的,就去求老天爺和天公伯。你求我沒有用!」

許禮安110-12-08(三)未申酉時部分初稿/
台北榮總台東分院/台鐵台東車站/自強324次3車9號
許禮安110-12-09(四)亥時部份初稿/高雄安居
許禮安110-12-10(五)巳時完稿/高雄市張啓華文化藝術基金會

# 自助吧，康琪祥錄音訪談

## ——許禮安醫師回應

**1. 起心動念從事安寧療護的原因？**

### 安寧療護的生命回顧

「安寧療護」服務當中有一個項目叫做「生命回顧」，意思是：回顧自己的生命歷程，從當中來尋求與圓滿個人的生命意義與價值。「台灣安寧療護之母」趙可式老師後來把它歸為護理師的工作項目之一。她認為：安寧療護的護理師應該要特別撥出時間，去病床邊幫助或引導病人進行有系統的「生命回顧」，以達到末期病人的「身、心、靈」三平安。

可是，我卻認為：末期病人通常知道自己已經沒有「未來」，因此無法計劃也不用去規劃「未來」，於是他「現在」的時間就只能回顧「過去」，加上當已經無法行動或沒有體力去做事情，只要腦袋還沒有當機，就會「自然而然」的在腦海裏面進行「自動自發」的「生命回顧」。我常開玩笑說：「好漢不提當年勇」，像我這種經常「提當年勇」、現在卻「沒勇可提」的，早就算不得

什麼好漢!

所以,你現在這個問題,以「安寧療護」而言,其實就是在對我做「生命回顧」。這件事說來話長,但也可以長話短說。我當醫師到去年滿三十年,從事安寧療護二十六年,算是超過四分之一世紀。我是佛教徒,佛教講究「起心動念」,所謂「不昧初心,成佛有餘」,意思是:只要不被蒙蔽起初的心念,總有一天可以抵達成佛的目標。這二十多年來,我經常被問到:當初為什麼會開始從事安寧療護呢?

**急救失敗與死亡疑問**

民國84年8月我被花蓮慈濟醫院外派,到台大醫院6A「緩和醫療病房」受訓一個月,我就知道身負重任:要籌備安寧病房。當初院方把這個工作交由家醫科負責,家醫科王英偉主任指派我,可能是因為我比較認真吧!隔年民國85年8月花蓮慈濟醫院就開辦「心蓮病房」,是當時東台灣,包括宜蘭、花蓮、台東,唯一的安寧病房,之後將近十年都是唯一,我簡直可以私下自稱「東台灣安寧總管」。

但我並不是被「趕鴨子上架」的!我在高雄醫學院醫學系大七那年,就是民國79年7月到80年6月,到台北馬偕醫院當實習醫師,台北馬偕醫院民國79年在淡水分院設立全台灣第一個安寧病房。我實習完畢業後去當兵服義務役兩年,是少尉軍醫官兼法醫官,退伍後民國82年7月就到花蓮慈濟醫院當住院醫師,接

受家醫科專科醫師訓練三年，在我行醫的早期，我發現我急救的病人都以失敗收場。

於是，我開始對「死亡」產生很大的疑問：假如這位病人註定會死，我對他做急救到底是在救他？還是在折磨他呢？我要急救到什麼時候、什麼地步，才可以或願意放手讓他「好走」呢？家醫科訓練第二年有兩個月在精神科受訓，當時我跟隨的精神科主任是醫師作家王浩威，我必須要選擇閱讀主題。我說我要研究死亡，可是他卻說他沒辦法指導我關於死亡的主題，所以我只好改成其他主題。

### 因緣際會和曲折迂迴

我後來說：「如果過去有急救成功的經驗，我應該會跟柯文哲醫師一樣，變成急診室或加護病房的專科醫師去搶救生命。可惜我註定總是急救失敗，只好從此走上『送死』這條不歸路。」我開玩笑說：「我原本的家醫科是號稱什麼都要會，後來的安寧專科則是保證把所有病人都醫到死翹翹，在我的手上沒有半個活口。不過這並不是我的錯，畢竟這些病人都是其他醫師沒有本事醫好，才會轉來給我。」

籌備一年開辦心蓮病房，歷經「八年抗戰」之後，我民國93年6月據說是因為「理念不合」而被迫離開花蓮慈濟醫院。我開辦的心蓮病房去年舉辦二十五週年研討會，可惜從來都沒有寄邀請卡給我。我「轉進」到衛生署（現在改為衛生福利部）花蓮

醫院擔任家醫科主任，努力一年半後，民國95年1月開辦我的第二個「安寧病房」。我算是國內屈指可數（不到五位）開辦過兩個安寧病房的醫師，我把籌備安寧病房的經驗寫在《我對安寧療護的顛覆思考與經驗談》這本書裡面，海鴿文化106年12月初版。

衛生署花蓮醫院安寧病房開辦短短不到十個月，我就因為「個性不合」而被迫離職。我到私人聯合診所上班一年多，民國97年1月因為生病回到故鄉高雄，2月起擔任高雄市張啟華文化藝術基金會的執行長，開始執行我第三階段的任務已經十多年過去。我說：我目前在做「安寧療護和生死學」的社會教育。我們舉辦過十四屆「全國安寧療護繪畫比賽」、四屆「本土生命繪本暨動畫創作徵選」，十二年共五百場的「安寧療護行動美術館」巡迴展覽，四屆「關懷陪伴徵文」，「全國七月安寧月」系列活動進入第十年……。

2. 這樣的服務走了二十多年，現在跟當初的想法有很大的落差嗎？（反思）

### 努力追求善生與善別

過去大家都誤會：以為「安寧療護」是在追求善終。可是病人不想死，家屬不希望親人死，當你說要追求善終，他們就會嚇得要死。我要對大家再三強調：「安寧療護」不是追求善終，而是要努力追求「善生」與「善別」，讓末期病人好好活著、跟親友

好好告別。要做好疼痛控制與症狀控制,身體的照顧之外,還要想辦法化解心理、社會、靈性的困擾,讓末期病人還活著就得到安樂。當他可以「安樂活」,就不會想要「安樂死」。有良好的生活品質活到最後,才能夠順理成章地得到「善終」。

過去我在醫院各科病房看會診時,起先「會診單」上面「會診原因」寫的多半是「轉床」。「轉床」的意思是:我病人太多,所以轉一、兩個給你,當然不會把容易照顧的轉給你。我們收到的多數是:病情嚴重的、昏迷的,癌症傷口太大、太爛的,沒有家屬照顧或是有家屬卻沒人要來照顧的,還有家屬人多意見太多、很難搞的,就是所謂的「茶包個案(trouble case)」通通轉給你。我努力寫文章、到處演講、上廣播電台,後來漸漸會診原因變成「家屬要求」,意思是:病人不知道,只是家屬想要。

我希望將來會診原因都變成「病人要求」,這樣「安寧療護」的宣導才能勉強算是成功。我過去看會診時都只敢對末期病人和家屬說:「我是專長做疼痛控制的醫師,我來幫你調整止痛藥。要先讓你不痛,日子才能過得下去。」因為有些家屬聽到「安寧療護」就會說:「我的親人還沒要死,現在還不需要。」聽說甚至有家屬會把安寧醫師給趕出去的。要到什麼時候,我才可以光明正大的開口對病人和家屬說:「我是安寧專科醫師,我來看你有什麼需要?」而不用擔心會被家屬轟出去,這樣「安寧療護」的宣導才能算是成功。

**現實殘酷但我有夢想**

夢想或理想和現實之間,當然有極為龐大的落差!我從民國94年開始就有一個「安寧田園社區」的夢想,我並不急著去完成這個夢想,我都說:「夢想一旦實現,就會變成殘酷的現實!」但是這十多年來,我讓自己一直都還保有夢想,我常說:「我贏過大多數人的一件事,就是:我還一直堅持走在朝向夢想的路上!」因為大多數人早已拋棄當初的夢想,被迫屈服於殘酷的現實處境,活得渾渾噩噩、活得像行屍走肉,台語歌詞說「無魂有體親像稻草人」。

我很早就知道:「安寧療護」是末端的事情。我近年來常說:「要把戰線拉到前端!」在醫療上,「安寧療護」的前端是「預防保健」和「污染防制」,如果現在不努力做「污染防制」,不久的將來,在末端的「安寧療護」就要收治一大堆肺癌末期喘到死的病人。在教育上,「安寧療護」的前段是「生死教育」或「生命教育」,死亡觀念的建立是在六歲到十二歲,因此我們必須從國小開始推動全民的「生死教育」,推動或執行「安寧療護」才不至於到處都遇到阻礙。

我很早就發現:「要改變一整個世代的觀念,至少要花三十年的時間。」所以我從來都不急著看到結果,反正等到三十年後再來驗收成果,這當中只要努力走在推動的過程就夠了。但是,如果現在不開始,就永遠不可能改變。我演講時會不客氣地講:我二十多年來在推動「醫療體系的人性化改革」,就算你不支

持，我也沒有關係，反正到頭來不會只有我一個人倒楣而已！佛教說「眾生共業」，你自己不想改變，將來就是你會不得好死、不能善終啊！

### 3. 您是怎樣找到志同道合的人？

**多管齊下宣導安寧理念**

我剛開始在籌備安寧病房時，我在院內開課，我自己講課，等於強迫自己要做功課。我到各單位發課程表，邀請對課程有興趣的醫護人員參加。我是家醫科醫師，在院內各科受訓過，當時醫院還不大，因此大部分都認識。有些護理師個性特質很適合走安寧療護，所以一開始等於在找朋友。如果個性適合又有興趣來參加課程的，我就跟護理師商量：我之後開安寧病房就來一起工作。然後，我去護理部點名指定護理師人選，因為我不希望護理部指派沒有興趣的護理師來工作，這樣服務品質就不好，而且她很快會陣亡或離職。

我努力寫文章加上到處去演講，慢慢的自然吸引認同安寧療護理念的人，這些人未來可能會變成志工、家屬甚至是末期病人。我一直都認為宣導觀念很重要，以前花蓮慈濟醫院如果不肯給我公假出去演講，我就請自己的年休假，反正我從來都沒休過年休假，等於都捐給慈濟醫院。結果，我後來曾經被安寧病房的護理師叨念：「許醫師，你怎麼經常請假出去演講？為什麼不好好待在心蓮病房。」我就回她說：「如果我不去演講宣導安寧

療護理念,那我們不就等於死守四行倉庫,死在裡面都沒人知道你在幹嘛!」所以只要有人邀約演講,我都會儘量答應,因為「社會教育」很重要!

**4. 推動安寧療護的過程中,您覺得最深刻的影響是什麼?**

*提攜我走入安寧的貴人*

我不能自己說:當時家醫科主任王英偉醫師「知人善任」,因為這樣好像除了感謝他之外,還有「自賣自誇」的嫌疑。但是,當年我或許是同期的住院醫師當中,最聽話而且任勞任怨的傻瓜。我之前的住院醫師學長們,受訓三年考取家醫科專科醫師之後就只能離職,因為沒有主治醫師的缺額就無法留任。我接了這個嘔心瀝血、勞心勞力的籌備工作,薪水並沒有比較多,卻因為開辦心蓮病房之後,就需要有負責的主治醫師,而且當年沒有「醫生」想要來搶這種只會「醫死」的工作,這個缺額只有我來填補,所以我等於是幫自己開創一個工作職缺,因此我後來都說自己算是「傻人有傻福」。

籌備期的時候,我邀請台灣心理學大師余德慧教授來花蓮慈濟醫院演講生死學,他當時順道去參觀國立東華大學,據說因為風景優美、風水宜人,花蓮人都說花蓮的土會黏人,他就決定從台大轉到東華大學任教,於是我民國85年8月開辦心蓮病房時,就有一位生死學教授當顧問。後來,我在從事安寧療護過程當中覺得所學不足,他剛好在東華大學開設族群關係與文化

研究所碩士在職專班，他就要我去報考第一屆，在民國88年，只有口試，我當時是以第一名錄取。我並沒有因為他而比較容易畢業，我跟他讀碩士讀了六年，到94年才畢業，我都開玩笑說：「我把碩士當成國小來念。」

**余老師的研究生當志工**

余德慧教授（我們都叫他余老師），把研究生帶來「心蓮病房」當志工，所以我們有「研究生志工」，我一方面是研究場域（我們在人類學叫做田野）的指導者，同時自己也是研究生。後來余老師跟我說：「你都只有年度計畫，怎麼沒有五年、十年，或是三十年計劃？」我原本從事安寧療護時才三十歲，覺得自己心性未定，只有先給自己五年期限，因為癌症俗稱的「治療成功率」其實只是「五年存活率」，只要活超過五年都算是成功。余老師引導我想像自己的未來，於是我才發現這件事情值得做一輩子，做到死為止。

柯文哲醫師說：台北市上次的五十年計畫是在日據時代寫的，光復之後就再也沒有，因為市長一任四年、兩任頂多八年，根本就沒有長治久安的打算。我民國88年曾到慈濟「靜思精舍」對所有師父演講安寧療護，我當場發願：「我要在安寧療護裡面做三十年！」雖然「八年抗戰」後就被迫離職，但我一直沒有違背我當初的發願，今年已經邁入第二十七年。我民國95年1月在衛生署花蓮醫院開設安寧病房時，余老師就把研究生都帶到署花來

幫我。恩師余德慧教授民國101年9月7日晚上，因為腎臟衰竭在我開創的心蓮病房過世。

5. 推動安寧療護時遇到挫折，您曾經想放棄過嗎？是什麼樣的動力讓您願意繼續走下去？

### 挫折就是我最大的動力

我覺得最大的挫折就是：政府官員不認真宣導和醫院高層不真心支持。「新冠肺炎」在台灣兩年死亡不到九百人，每天都召開疫情記者會，可是台灣每年死亡十七萬多人，光是死於癌症的在108年和109年每年都破五萬人。台灣死於癌症的第一名是肺癌，一年死亡九千七百多人，將近一萬人，是死於「新冠肺炎」的十倍以上，衛生福利部卻都沒召開「菸害防治」記者會，環保署也都沒召開「空氣污染防制」記者會，按照比例計算，應該要每天開十場記者會才夠吧！

我在醫院勸病人戒菸，病人都懶得理我，政府叫你戴口罩，你卻都乖乖地戴口罩，到底是哪個比較嚴重啊！政府都不告訴你什麼才是真正重要的大事，新聞都只有報導小事。我都對門診病人說：「如果你已經肺癌末期，我就不叫你戒菸了。我會跟你說：儘量吸，反正你這輩子的配額已經快要用完了！」如果事情很容易完成，那就留給別人去做就可以。我都說：「我專挑困難的事情來做，因為越困難就越能夠證明我的本領！」所以，挫折就是我最大的動力！

宣導安寧療護的理念，讓人民有機會得善終，這應該是政府的責任。假如政府官員不認真宣導，那就等於沒有政府，有政府如果不做事也沒用。因此我都說：「既然現在沒有政府，那我就是政府！因為我都在代替政府，做政府應該要做的事情。」醫院高層不真心支持，我就從基層普羅大眾去翻轉。醫院長官不支持安寧療護，我們心裡有句ＯＳ叫做：「總有一天等到你！」因為所有人都總有一天會走到生命的末期。如果不是先後被迫離開兩個醫院，我現在還會關在醫院沒日沒夜的上班值班，俗話說「此處不留爺，自有留爺處」，外面的世界海闊天空更加廣大，而且我可以影響更多人。

6.您是如何找到說服他人來支持安寧療護？可以跟我們分享嗎？

### 有人願意聽，我就去講

台大張文亮教授編譯的《南丁格爾手記2：是誰在遠處吹醒了那一支號角？》（南丁格爾/原著，校園書房出版，2004年7月初版）第17頁有一則「講道理」。護理界祖師奶奶南丁格爾說：「有人批評我是一個不講道理的人。其實，當有些人自認有辦法對付你時，他們的火力是排山倒海而來，從來不講道理；等到他們發現無法對付你時，才說要講道理。沒錯，對這種人，我是不講道理的，我是大聲的講、重複的講、不退縮的講，直到對方的炮口縮回去。」我就是學南丁格爾「大聲的講、重複的講、不退縮的

講」，我不斷的到處去演講。

我都說：「只要有人願意聽，我就願意去講！」據說有安寧界前輩大老不接人數太少的演講，要千人以上才要講。我開玩笑說：「人少的演講都給我，就算一場只有二十人，只要累積五十場，就會有一千人。我不過是個小咖，就只能用積少成多的戰術。」我的算盤是這樣打的：反正我在醫院對末期病人或家屬，來一個就要講一遍，我不能對家屬說：「只來你一個，我不想講，要全家都到齊，我才要講。」而且我說：「我每一場演講只要能夠感動一個人，我就夠本了！」例如：我應該有感動到琪祥兄，才會有後續這場錄音訪談。我當然希望這場「自助吧」的「播客」節目，可以產生更大的「滾雪球效應」。

### 向三千場一萬小時前進

最近我在整理演講成果，發現從民國97年2月擔任高雄市張啟華文化藝術基金會執行長之後，我幾乎每年都有兩百多場演講，即使去年疫情如此嚴峻，我都還講了103場。我去演講的地區可說是遍及「台、澎、金、馬」，但我是從台灣、澎湖、金門，一直講到馬來西亞。從民國97年到去年110年，這十四年來，我個人總共演講2,874場，努力邁向三千場，總時數9,339.5小時，快要達到一萬小時，這還不包括我們主辦講座邀請其他講師演講的部分。其中年度的場次最高紀錄是民國98年的268場共649小時，時數最高紀錄則是民國107年的233場共822小時，場次和時

數都最少的紀錄就是去年110年的103場共272.5小時。

　　我都說：「如果這件事情跟你無關，你就不會想要聽、想要學，或是聽完就飄過去了。」可是安寧療護和每個人都有關！我在教育醫護人員和醫護學生，我都會提醒大家：「你現在或將來的醫護人員身份只是暫時借用的，我們最真實的身份是：我總有一天會成為家屬，因為我的親人會走到末期，最後一個最真實的身份是：我自己會成為末期病人！」很多人都要等到成為家屬或甚至末期病人，才會知道或相信或者終於願意承認我說的：安寧療護真的很重要！我希望大眾在還健康的時候就知道：你現在如果漠不關心，不努力提供高水準的安寧療護服務，將來你的親人或你自己末期的時候，痛苦哀號到死就只是必然的結局罷了！

許禮安111-01-14（五）戌時開始/高雄安居<br>
許禮安111-01-15（六）午時完稿/高雄安居

# 高雄廣播電台，安寧療護的醫病溝通

## ——訪談許禮安

**前言**

當以治癒為目的的醫療措施，仍無法控制病情的惡化，這時安寧療護就是最適合病人的處方，透過疼痛控制、舒適護理、靈性照顧等方式，直到生命自然結束。只是，許多人仍將安寧簡化為「等死」，也造成家屬難以向病人言述，以及醫病之間溝通的鴻溝，藥害救濟基金會邀請長年從事安寧療護的許禮安醫師，破除對安寧療護的迷思，以及進入安寧療護時，建議醫病之間該如何妥善溝通。

1. 安寧療護也是一種醫療嗎？跟其他的醫療處置有什麼不同？

「安寧療護」的醫療服務模式包括「安寧居家療護」、「安寧病房」和「安寧共同照護」。台灣最早的安寧病房是：民國79年馬偕醫院淡水分院開設，民間努力十年，官方到民國89年才開始試辦安寧病房。官方先開始的是「安寧居家療護」，從民國85年

試辦。「安寧居家療護」和「安寧病房住院」從民國98年成為健保的正式項目,「安寧共同照護」從民國94年開始試辦,到現在還在試辦計畫。

「安寧療護」早就已經是全民健保認證的醫療方式,而不是一般人或保險公司誤以為的安養。過去曾有保險業務員對病人和家屬說:「住安寧病房只是休養,不能申請保險住院給付。」導致有些末期病人不敢轉入安寧病房,這是保險業務員的無知或詐騙!我曾經對保險公司主管說:「請你們的醫療顧問來跟我談,或是你們想要逼我開記者會讓貴公司上新聞?」

「安寧療護」顧名思義是:透過「醫療」和「護理」,讓末期病人可以得到「安寧」。這是我想出來的最簡單定義。過去大眾誤以為:「安寧療護」就是「什麼都不做,安安靜靜地等死」。我都說:「如果沒有做好疼痛控制,末期病人痛不欲生、生不如死,痛到想要跳樓、跳海自殺,痛到要求安樂死,最後只會痛苦哀號到死,不可能安安靜靜地等死。」

既然末期病人的疾病已經不能治好、生命已經無法救回來,應該要讓他在死亡之前,都可以減少痛苦,而且有生活品質的活到最後。所以安寧療護在醫療的重點是「症狀控制」,當中最優先的是「疼痛控制」!俗話說:「牙痛不是病,痛起來要人命!」光是牙痛就可能會要人命,何況是末期病人的疼痛。

安寧療護在護理的重點是「舒適護理」,包括:**翻身、擺位,**

移位、上下床,洗頭、洗澡,口腔護理,美足護理,美手護理等。我常說:「醫護人員最重要的事情是要讓病人舒服,假如我們的存在經常把病人搞得更痛苦,那我們身為醫護人員,就不具有存在的意義和價值!」

安寧療護除了症狀控制與疼痛控制,以及舒適護理等身體的照顧之外,還有心理、社會、靈性的困擾要想辦法化解,讓末期病人還活著就能得到安樂,當他可以「安樂活」,就不會要求「安樂死」。所以末期病人想要「安樂死」,其實是「安寧療護」的失職與失能。

雖然「安樂活」,最後還是會死,當他死的時候可以「自然死」,而不是「加工死」或是「加工不讓他死」:身上插滿管路、接滿機器。末期病人身上插著或接著一堆管路,好像通心麵條,日本人叫做「通心麵症候群」。台灣安寧療護之母趙可式老師說:「現代醫療就是:身上有洞就插管,身上沒洞就幫你開洞。」

我們說:「安樂死」是因為痛苦而解決人,「安寧療護」剛好相反,是為人解除痛苦。不想辦法解除末期病人的痛苦,卻直接解決他的生命,這樣是不對的。假如當人一有痛苦,就給他「安樂死」,那就根本都不需要醫院和醫護人員了。就像當你牙痛時,不努力幫你止痛和治療,卻只想直接幫你「安樂死」,這是一樣的荒謬!

2. 民眾對安寧療護存在迷思,比如認為進入安寧療護就代表

見死不救？您會怎麼跟病家溝通呢？

　　台灣舞台劇大師李國修死的時候，新聞跑馬燈顯示「放棄積極治療，李國修癌末病逝」。最近的新聞說：余天的女兒已經簽好「放棄急救同意書」。這些都是媒體和記者錯誤的用詞，會誤導社會大眾的觀念，感覺好像是：他們之所以會死，都是因為自己放棄的。只要不放棄積極治療、不放棄急救，所有人都可以治好、都不會死掉。請問你覺得有可能嗎？

　　假如病人還有救，而你卻不去救他，這樣才是「見死不救」。可是末期病人是疾病無法治好、生命救不回來，還硬要去做急救，這樣的「見死亂救」，實際上只是家屬在折磨自己的親人、醫護人員在折磨病人，而且要折磨到死為止！就算能夠短暫靠「維生機器」延長生命，並不是延長他有意義的生命，只是在延長病人的痛苦和受苦，而且是「活得越久，領得越多」，順便增加醫院和醫師的業績罷了！

　　曾經有位護理師從加護病房轉調到安寧病房工作，半年後她分享當初的心情，她說：「起先覺得你們安寧病房的醫護人員很奇怪：怎麼可以眼睜睜看著病人死掉，然後什麼事情都不做！」我很害怕的問她：「請問你想要對病人做什麼？」她說：「我很想跳上去做CPR（心肺復甦術）！」我再問：「請問萬一你跳上去做CPR，然後呢？有辦法把病人救回來嗎？病人恐怕只會死得更淒慘、更痛苦而已！」

我常說:「假如你手上只有鐵鎚,就會把所有東西都看成鐵釘。」同樣的,如果身為醫護人員只知道CPR(心肺復甦術),那麼末期病人遇到你就悽慘了!末期病人需要的是:疼痛控制、症狀控制和舒適護理,而不是會讓他死得更慘的CPR。我很想問家屬和各位:「將來你末期臨終的時候,你會希望這樣被對待嗎?」

我過去到醫院各科病房看安寧療護會診時,就遇過家屬說:「我們還沒那麼快,我們還不需要,醫師你先不要來!」一般人誤以為轉入安寧病房就會很快死掉,或是等到快死掉才願意轉入安寧病房,於是就變成惡性循環和造成錯誤印象。余天的女兒已經大腸癌末期,可是卻說:「早上去看她還好好的,沒想到下午就走了。」早就已經末期,怎麼可能還好好的?這是因為家屬在情感上都不願意承認親人已經末期、不能接受親人會死亡的事實。

安寧療護現在講求「五全照顧」:「全人、全家、全程、全隊和全社區」,前面四項的「四全照顧」是趙可式老師講的。我常說:「既然知道已經是末期,為什麼不趁他還清醒,趕快轉到安寧病房,去享受高品質的醫療護理服務?」為什麼家屬都要等到病人昏迷,才願意轉入安寧病房?我不客氣的說:「昏迷的病人住安寧病房還是躺在馬路上,對他而言有差嗎?」其實昏迷的病人轉入安寧病房,除了照顧病人之外,主要是在陪伴家屬。

3. 臨床上要進入安寧緩和時，從您的觀察，醫病之間容易有哪些溝通上的誤解？若處理不當甚至可能引起醫療糾紛？（可用故事舉例）

家屬通常要求醫護人員對末期病人隱瞞病情，一起詐騙病人說：「你沒事，你會好起來。」其實生過病的人都知道，如果你生病很嚴重，身體很不舒服、甚至很痛苦，旁邊的家屬都說「你會好」，醫護人員都說「報告都很正常」，難道你就會立刻像沒病一樣嗎？那不就可以出院了？請問：「這時候你會相信自己身體的感覺，還是相信其他人說的話？」

為什麼家屬和醫護人員都誤以為：我們只要不講，病人就會以為自己沒病？末期病人頂多不知道自己的診斷名稱，但是一定知道自己在生病。如果說家屬無知就算了，難道醫護人員也都一樣的無知？醫護人員是因為有病人才需要存在，應該挺身而出為病人爭取權利，為什麼要配合家屬去詐騙病人呢？我最近用比較誇張的比喻說：「主治醫師難道是家屬養的狗？」主人叫狗坐下，狗就乖乖坐下；家屬叫你不能對病人講病情，主治醫師就乖乖的不敢講，這樣的主治醫師和家屬養的狗有差別嗎？

只是因為病人會死掉，但家屬會活著繼續告醫師，所以主治醫師只好聽從家屬的指令。而且因為病人只有一人，但家屬卻人多勢眾，結果主治醫師就變成欺善怕惡和寡不敵眾的「俗仔（台語）」。我前幾年發現一項真理：「末期病人的需求和家屬的需求剛好相反！末期病人都希望不要繼續受折磨，但家屬卻希望

和親人常相左右,於是家屬就會聯合醫護人員繼續去折磨末期病人,而醫護人員一不小心就會成為家屬對末期病人多數暴力和霸凌的共犯與幫兇!」

我常說:「臨終三件大事:交代後事、完成心願、了結心事。」你要給他正確的資訊,末期病人才會有正確的自主決定。當他誤以為自己會好,他會說「等我好了,我要去環遊世界」,明明已經末期,恐怕連高雄市都環不完,這是不切實際的期待。如果能夠知道自己已經不會好,他可能要求「帶我去老家或母校走走」,這才是真實可完成的心願和心事。

我民國94年寫了十五萬字的碩士論文:「病情世界的多重現象分析」,就是在談「病情告知」與「病程溝通」,過去只有單次和單向的病情告知,現在應該是在疾病進展的過程中,要不斷去和病人進行病情的雙向溝通。我的指導教授是國立東華大學余德慧教授,他很不幸在十年前的9月7日過世,再過幾天就是他逝世十周年。我的碩士論文後來改個名字叫做《橫跨生死長河》,變成佛教善書出版,還上「自由時報」的全國版,2007年3月31日星期六,標題是「療護論文變佛門善書」。我最近說:「在台灣寫論文能上報紙全國版的,只有我是好的新聞。」

我去其他病房看安寧療護會診時,曾經有醫護人員跟我說:「我們很難開口跟病人說他已經末期,再問他要不要急救?然後給他簽署預立意願書。」我驚訝的說:「為什麼一定要對病人說末期?我甚至不用知道他生什麼病,就可以問急救的事啊!」

我就示範給他們看，通常末期病人都是老人，我去對一位七、八十歲的阿公說：「阿公你已經有歲啊（台語），這個身體給你用那麼久，就算不生病，將來有一天會故障。萬一身體故障，你有希望被插管，在那裡繼續拖磨（台語）嗎？」老人當然立刻就說：「我才不要！」我就接著說：「你如果不要被插管，那就要先簽好這張預立意願書。」我開玩笑說：「你有簽就有保庇，沒簽等一下就會出代誌（台語）！」我完全沒說到癌症或疾病，更沒有講到末期和臨終，就可以問出他的意願了。

我發現：家屬希望醫師不要對病人講出「癌症」和「末期」這兩個關鍵詞，而我希望讓病人有所準備，因此我可以跳過這兩個關鍵詞，還是可以讓病人有所準備，我把這個叫做「心照不宣的病情告知法」。例如：一位七、八十歲的阿公已經肺癌末期，我跟他說：「阿公，你現在肺部有點問題，但是沒辦法動手術，可能有些症狀會讓你不舒服。沒關係，我開藥給你吃，讓你比較舒服，卡好過日子（台語）就好了。」我沒講「肺癌」和「末期」，結果阿公立刻回我說：「反正已經七十幾歲，好通好愛來死呀（台語）！」請問這位阿公有沒有心理準備呢？

4. 許多民眾面對死亡的議題往往難以開口，進入安寧療護前，您會建議家屬應該向醫療人員提問哪些問題？

我認為：死亡恐懼是生物本能，因為要傳宗接代，因此貪生怕死和好逸惡勞一樣，都只是人類的本性。一般人絕口不提

死亡，這不是用理智可以解釋的，因為又不是不談死亡，大家就可以不會死。我都說：「假如談死就會提早死，那就拜託你不要談；假如不談死就不會死，那就請你千萬不要談。可是，不管你敢不敢或是談不談死亡，該死的時候一到，沒有任何人可以逃得掉。那我請問：為什麼你不敢談論死亡呢？」我常說：「我們活在這個世界上，只有唯一的一條路可走，不管你信什麼教都一樣，就是死路一條，沒有別條路。既然我們一定會死，為什麼你不願意提早做準備？」

我的老師余德慧教授說：其實「家破人亡」就是人生的定局（必然的結局），只是我們都把「家破人亡」想得太悲慘，於是我們所有人的結局都會很悲慘。他說：「我們所有人都前仆後繼地，朝生命中的最後一張床躺上去。」有一個「腦筋急轉彎」的題目問：「這世界上死掉最多人的地方是在哪裡？」答案是：「在床上。」在家裡，就是死在你睡的那張床；在醫院，就是死在病床上。其實能夠死在床上都算是幸運的，最好別死在荒郊野外，那樣算是死於非命！例如：最近台南有兩位警察，被明德外役監獄的「逃犯」用刀砍殺而死，法務部竟敢宣稱該殺人犯只是「逾假未歸」。

不只是一般大眾不知道安寧療護，甚至醫護人員都可能不了解安寧療護。我的安寧療護課程曾經有位學員，先去當安寧志工，後來變成癌症病人，最後走到末期。她曾經在高雄榮總的門診，詢問幫她治療癌症的主治醫師說：「醫師，你知道什麼是安

寧療護嗎?」醫師很坦白的說:「不知道。」於是她就在門診開始教育主治醫師安寧療護是什麼。高醫和榮總一樣是醫學中心等級,我曾經去高醫對護理師演講,我問:「知道貴院有安寧病房的人請舉手?」結果只有大約兩成的人舉手。如果醫護人員不知道自家醫院有安寧病房,請問會主動告知末期病人和家屬嗎?

我要提醒大家的是:即使是醫護人員,甚至醫護主管,講的話並不一定全都對。我講一個慘痛的親身經歷,我姊夫當年癌症末期,住在高醫的外科病房準備出院時,我請姊姊詢問護理站,要申請「安寧居家療護」服務,護理長直接回我姊姊說:「本院沒有這種服務。」高醫要開辦安寧病房之前,邀請我回母校對志工和醫護人員演講,我以前醫學系的老師坐在底下聽我演講。我知道而且確定高醫有「安寧居家療護」服務,才要我姊姊去詢問,外科病房的護理長不知道自家醫院有這種服務,竟然不先去求證,就敢直接回絕我姊姊。

如果主治醫師對病人說:「已經沒辦法治療(或是治好)。」請病人和家屬不要當場脾氣發作,回話:「你是醫師,怎麼可以說沒辦法治療?」畢竟在醫療現場,願意誠實告知病情的醫師已經不多,更多的是被家屬要求不准告知真相的醫師。這時候病人和家屬應該對醫師說:「請幫我們會診(或轉診)安寧專科醫師,我們想要討論後續的照顧計畫。」如果還在住院中,就可以先進行「安寧共同照護」;需要繼續住院,就可以安排轉入安寧病房;如果還可以在家過一段時間,就先出院回家接受「安寧

居家療護」服務。請注意：安寧病房只是「中途休息站」，而不是「終點站」。我常說：「病人都很想趕快出院，家屬卻都不願意讓病人回家。家屬不能因為已經末期，就把病人關進安寧病房，一直關到死。」

5.多年來您的手機作為安寧諮詢專線，保持24小時開機，是看到民眾有什麼樣的需求？民眾最常諮詢的問題有那些？（可用故事舉例）

我同時是「台灣安寧照護協會」和「台灣安寧緩和醫學學會」的理事。「台灣安寧照護協會」有申請衛生福利部補助，開辦「控八控控」免付費安寧諮詢專線，可是只能在上班時間撥打，才會有人接電話，就是週一到週五早上九點到下午五點。（難怪1922防疫專線直到今年出狀況，指揮中心才推卸責任說那是外包。）我曾經在理監事會議中，不客氣的問大家：「請問末期病人晚上都不會有狀況，家屬假日都不能有問題嗎？那麼他們晚上和假日可以問誰呢？」總不能要末期病人和家屬到時候只能「無語問蒼天」吧！

我民國84年8月被花蓮慈濟醫院外派到台大醫院，在「6A緩和醫療病房」受訓安寧療護一個月，回花蓮慈濟醫院就開始進行「安寧居家療護」，比官方試辦計畫還要早一年。早期醫院發給我公務使用的「嗶嗶叩（BB call）」，我就把「叩機號碼」留給末期病人和家屬。後來開始有手機，但是醫院沒有發公務手機，

我就自己申辦手機當作公務使用,我把手機號碼給末期病人和家屬,讓他們就算出院回家也可以很安心,從此就都24小時開機,當成「安寧諮詢專線」。後來我經常到處去演講安寧療護,就公布手機號碼當成「售後服務」,最後乾脆把手機號碼公告在我的部落格「許禮安的安寧療護與家醫專欄」和臉書「許禮安」。據說全台灣敢公告手機號碼的醫師,只有我而已。最近開玩笑說:「我一樣是二十多年都沒換過手機號碼,只是初戀情人一直都沒來找我。」

我演講安寧療護時,都提醒大家:「就算你是醫護人員,這個身分只是暫時借用的。我們最真實的身分是:我總有一天會變成家屬,我的親人會走到末期,最後我自己會成為末期病人。因此,你一定要趁早學習安寧療護,將來你一定用得到。」我都半開玩笑說:醫院長官不支持安寧療護時,我們心底有一句OS(旁白)叫做:「總有一天等到你!」總有一天,我會好好照顧你!我都說:「我自從當了醫師,就沒有朋友,找我的人都有病。等我開始做安寧療護之後,就更嚴重了,只有親人或自己已經末期,才會想到要來問我。」

我在安寧療護現場遇到的絕大多數病人和家屬,都從來沒想過這件事情會「降落」到自家身上,因此反應都是「驚慌失措、手足無措、手忙腳亂、六神無主,像熱鍋上的螞蟻、像無頭蒼蠅一樣」。大多數人打電話來通常是問:「我的親人已經末期,我們現在該怎麼辦?」我當然不可能像超人飛到現場幫他

們解決困境，但是，我只要告訴他們：可以先去哪裡、可以去找誰？接下來如果還有任何問題，都可以繼續打電話來問我，多半就可以讓對方安心。

這件事對我而言，只不過是舉手之勞，動個動嘴巴就很有用，何樂而不為？曾經有人擔心的問：「你會不會經常在半夜被諮詢電話吵醒？」我說：「知道有專業的安寧醫師可以問，而且隨時都願意接電話，對他們而言，就好像拿到一張護身符，他們知道我是好人，大多數人都不會等到半夜才打電話。就算有緊急狀況需要半夜打來，反正我過去長年在醫院值班，聽到電話會立刻清醒，快速處理後躺下馬上昏迷不醒，所以並不會影響我的睡眠。」

我講一個有點誇張的例子。我曾經晚上接到手機電話，她問：「請問是許禮安醫師嗎？」我說：「我是。」她再問：「請問是許醫師本人嗎？」我說：「我是許禮安醫師，是我本人沒錯。」她說：「我以為會是助理接電話。」我問：「有什麼事嗎？請說！」她才說：「我媽媽在住院，隔壁床的病人死了，我媽媽很害怕，我不知道怎麼辦？剛好看到網路有這支手機號碼，所以就打看看。」我問：「你媽媽住在哪家醫院？」她說「台大醫院。」我再問：「住在哪個病房？」她說：「6A緩和醫療病房。」我後來說：這叫「捨近求遠」。

我當下跟她說：「我現在人在高雄，沒辦法飛去台北幫你，可是你可以去護理站，對護理師說你媽媽的狀況，她們安寧團

隊就會找社工師、心理師或宗教師,來跟你媽媽談,讓你媽媽比較不會害怕。」就算是已經住在醫學中心的安寧病房,家屬都不知道應該向護理站求助,不知道安寧療護團隊還可以做很多事情,而我在當下可以告訴家屬該怎麼做,我就覺得自己有派上用場,可以幫安寧團隊補位。光是這個例子,就可證明我這二十多年(大概四分之一世紀),即使無利可圖,所有的辛苦都值得了。當然不可能天天接到諮詢電話,畢竟我一向都祝福大家永保安康,永遠都不需要打這支安寧諮詢專線(0955-784-748)。

6.您長年呼籲應該有完整的安寧療護計畫,這個計畫包含哪些內容?家屬與醫療人員要如何溝通與配合?

我過去演講安寧療護時,提醒大眾:安寧療護有三種服務模式和十大類對象。健保局1996年試辦安寧居家療護,2000年試辦安寧病房住院,對象僅為癌症末期,2003年9月增加運動神經元萎縮症(俗稱漸凍人)末期。2009年9月公告增列八大類非癌症末期疾病適用安寧療護:1.老年期及初老期器質性精神病態(失智症),2.其他大腦變質(嚴重中風、嚴重腦傷等退化性疾病末期),3.心臟衰竭,4.慢性氣道阻塞疾病,5.肺部其他疾病(嚴重纖維化肺病等),6.慢性肝病及肝硬化,7.急性腎衰竭,8.慢性腎衰竭及腎衰竭。目前共十類末期疾病可接受健保給付的安寧療護服務。安寧居家療護和安寧病房已是常態給付,「安寧共同照護」十多年來仍是試辦計畫。

健保署從2022年6月1日起,適用安寧療護的最新擴充對象:九、末期骨髓增生不良症候群;十、末期衰弱老年病人;十一、符合「病人自主權利法」第十四條第一項第二款至第五款臨床條件者:不可逆轉之昏迷,永久植物人,極重度失智,其他疾病痛苦難以承受、無法治癒且無其他合適之醫療解決方法之疾病,目前公告十二種罕見疾病;十二、罕見疾病或其他預估生命受限者。由此可知,安寧療護的對象將逐步放寬,不限疾病、不論科別、不限年齡、不論階段。

我在「高雄市張啓華文化藝術基金會」擔任執行長,我們在2020年12月出版一本安寧專書,叫做《活著的權利—安寧療護全方位學習》。這是集結過去我們編印的《藝啓華開》季刊,總共有十六期的專題,包括:「活著的權利」系列的「舒活人生」、「自決時刻」、「內在情緒」、「平等關係」、「尊重自主」、「生死大事」、「生存權利」,以及「安寧療護」系列的「兒童安寧療護」、「急重症安寧療護」、「失智症安寧療護」、「在宅醫療」、「靈性陪伴」、「安寧共照」、「安寧居家」、「安寧病房」、「藝術療遇」。

這十六期的《藝啓華開》季刊,是五年多來的春、夏、冬季號,從2014年冬季號第28期,到2019年冬季號第48期,每期專題有三篇文章,每篇文章有三千多字,都是由各界專家,包括醫師、護理師、社工師、心理師、宗教師:安寧志工等,多年臨床經驗與現場實況撰寫分享。我希望這是最基礎的入門書,可以用淺

寫易懂的文字,讓社會大眾,包括病人、家屬和志工,都可以學習安寧療護的各種面向。安寧療護當然不只有這些議題,但是只要你願意開始學習,就永遠都不會太遲!

許禮安111-08-28(日)申時完稿/高雄安居

# 警廣高雄分台

## 從繪本談生死教育

1. 許醫師接觸過許多臨終者，我們也常耳聞一句叫做「用生命陪伴生命」，這跟安寧療護做的事情是否有相同之處？

我在訓練「安寧療護」志工或者開辦「安寧療護」課程時，經常聽到學員的動機是：「為了幫助末期病人」，我習慣對這些人潑冷水，好讓他們認清事實。我會不客氣地說：「等到自己死到臨頭時，你最好能夠幫得了自己，再來是當你的親朋好友末期時，你還能夠幫得了他們，最後才有可能去幫助末期病人。」我都說：「對於死亡，我們都一樣無能為力，你怎麼可能幫得了末期病人！」

在醫療專業領域裡面，尤其是社工師和心理師，有一個慣用名稱叫做「助人者」，我很討厭這個名稱，因為當你自認為是擁有專業能力的「助人者」，受助的對方就被你矮化成為悲慘無助的「受助者」。這種心態在佛教的說法叫做「貢高我慢」，就是「傲慢」的意思，如果改用「接地氣」的話來說，就是「自我膨脹」、「自己往臉上貼金」和「自我感覺良好」等。

我是高雄市出生長大的「都市土包子」，到花蓮行醫十五年。曾經在花蓮慈濟醫院服務滿十一年，從民國82年到93年。我是民國85年8月在花蓮慈濟醫院開創心蓮病房，直到民國93年6月在我所謂的「八年抗戰」之後，根據官方說法我是因為「理念不合」而被迫不續約離職，時間剛好八年，不過還要另外加上前面的籌備期一年。那個安寧病房到現在還在運作，後來有四家慈濟醫院的安寧病房都叫做心蓮病房，這已經是將近三十年前的往事與故事。

我用慈濟體系的用詞來比喻，以前我幾乎每個月在「靜思精舍」參與發放與義診，早期慈濟把這些「受助者」叫做「照顧戶」，後來改稱為「感恩戶」。「照顧戶」意味這些「受助者」很可憐，需要被人照顧，相對就是有一群很有能力的「照顧者」，「感恩戶」則表示：其實應該要感恩有人示現貧苦或病苦，讓這群「照顧者」得以成為好人。這是像佛教裡面有一位「常不輕」菩薩，帶著尊重的心態，叫做：「我見眾生皆是佛，唯我一人是凡夫。」

因此我們在「安寧療護」與「臨終關懷」裡面的用語，是平行、平等、平起平坐的「陪伴」，就是大家常聽到的「用生命陪伴生命」。我到處去演講宣導安寧療護時，習慣坐著演講，經常向主辦單位要高腳椅來坐。我會對學員說：「我和你們平起平坐，既然你們都坐著聽課，我當然就坐著演講，這樣才公平。如果你們願意全部都站著聽我講課，我才會站著演講，這樣才是真正

的尊師重道。」

　　末期病人和陪伴者的生命一樣尊貴和重要，只是末期病人可能只剩下有限的時光，反而是陪伴者占用末期病人最後的生命時光。其實有時候陪伴者會比末期病人先死，例如有一位癌症末期的阿嬤住進心蓮病房，全家對於阿嬤的生命有限都有心理準備，但很不幸的，阿嬤的金孫入伍當兵不到一星期卻死在軍中，然後阿嬤一直問說：「我的金孫去當兵怎麼都沒消息？」家人都不知道該不該跟阿嬤說，就來問我這個主治醫師的意見。我想了一下說：「說不說大概都沒關係，因為阿嬤很快就會見到他的金孫了。」

　　「陪伴」是從高高在上的「照顧」和「助人」，下降到生命平等的地位，我的恩師余德慧教授是台灣心理學與生死學的大師，不幸在十一年前的9月7日因病過世，他說要用「下身落命」的態度。如果你願意再下降一階，就叫做「學習」。因此我說：「末期病人是我們的生命導師，他們用最後的生命，不管是透過身教或言教，都在教導我們關於生命的真相。」我算是認真的學生，因此我從末期病人身上學到最多，我不願意只有我一個人學習到，因此努力透過寫文章出書和演講，希望讓這些末期病人教我的奧秘，可以讓更多人學習到。

　　2. 張啟華文化藝術基金會希望將安寧療護結合藝術推廣，讓不只臨終者，也期望更多人盡早了解生命課題，能否舉1~2個實

例，如何將藝術結合臨終醫療的個案故事。

　　我民國95年（2006年）開始計畫舉辦第一屆「全國安寧療護繪畫比賽」，有些前輩有意見，恩師余德慧教授當時鼓勵我說：「安寧療護結合藝術創作叫做生存美學，這會是未來的趨勢！」於是我緊緊抓住這句話，藉由「高雄市張啓華文化藝術基金會」的支持，持續舉辦十四年，到民國108年（2019年）的第十四屆「全國安寧療護繪畫比賽」，之後因為基金會的經費拮据，決定暫停舉辦，然後「新冠肺炎」的疫情就來了。如果沒有暫停，今年就會是第十八屆，等於十八歲的「成年禮」。

　　張啓華先生是台灣前輩畫家，和北部的楊三郎、李石樵、李梅樹、嘉義的陳澄波、台南的廖繼春等人同一時期，兒子張柏壽先生為了紀念父親而成立基金會。因為家族有人癌症過世，得到安寧療護的良好照顧，接棒的家屬鼎力支持推動宣導安寧療護的理念。我民國97年（2008年）的年初因病回到故鄉高雄市休養，2月就接下執行長的職位。我有感於過去在安寧療護服務裡面，遇到大多數末期病人和家屬的心情都是：驚慌失措、手足無措、手忙腳亂、六神無主、像熱鍋上的螞蟻、像無頭蒼蠅一樣，我認為「戰線應該要拉到前段」，所以要對健康的社會大眾宣導。

　　起先會有人問說：「這個全國安寧療護繪畫比賽，是給末期病人參加的嗎？」我都半開玩笑的回答：「如果只給末期病人參加，我怕他們會來不及領獎！」一般人都覺得「末期」是別人

家的事,我演講安寧療護時,都會警告大家:「你就算是醫護人員,現在的身分都只是暫時借用而已!我們真正的身分是:有一天會變成家屬,我的親人會活到末期,最後我自己會變成末期病人,因此我們將來一定都會需要安寧療護。」如果大眾在還健康的時候就能未雨綢繆,等到有人末期時比較不會措手不及。

高雄市張啟華文化藝術基金會不只是舉辦「全國安寧護繪畫比賽」,我不希望頒獎典禮完,得獎畫作就被收進倉庫,何況我們沒有倉庫可以存放。我舉辦活動希望有連鎖反應,於是民國97年(2008年)第三屆的時候,開始進行「安寧療護行動美術館」,把得獎畫作一批一批到處去巡迴展覽,最好是前一站撤展當天,就直接運送到下一站佈展。全盛時期大約同時有二十個地方在展覽,除了有十四屆「全國安寧療護繪畫比賽」得獎作品,另外還有四屆「本土生命繪本創作徵選」和後來合併到「全國安寧療護繪畫比賽」插畫組的得獎畫作,直到民國108年(2019年)的年底,我們的「安寧療護行動美術館」進行十二年,總共展出五百場次,展場遍及全台灣。

我把「安寧療護行動美術館」當成是「不著痕跡的生死教育」,因為舉辦演講或研習活動,多數人看到主題是「安寧療護」,通常就退避三舍、裹足不前。「安寧療護行動美術館」則是到處開枝散葉,人們會先看到精采的畫作而欣賞,再看到作者寫的作品說明而被潛移默化,或是被強迫思考自身必然的將來。我曾經自大的「放話」說:如果繼續發展下去,我們可能會打敗

「高雄市立美術館」，因為它只有一個館，可是我們已經同時有二十個場地在巡迴展覽，而且我們每年還會多一屆得獎畫作，展場數量和影響層面一定會不斷成長。

張啓華文化藝術基金會曾經聘任「藝術治療」專家呂素貞老師擔任副執行長，後來因緣不具足而無法繼續發展。我學過「藝術治療」，雖然只是入門，我知道：藝術創作過程本身就有療癒的效果，藝術有著超越語言文字的療癒力量。在歐美，「藝術治療」已經是正統「心理治療」的一種方式。我們基金會不是醫療機構，不走治療路線，我是家醫科和安寧專科醫師，家醫科講求「預防重於治療」。張啓華文化藝術基金會起先開始培訓繪本老師，用繪本去跟孩子談論死亡議題，四年時間在高雄縣市總共舉辦三百場繪本講座。

我們在2009年「八八水災」之後，開始舉辦「本土生命繪本創作徵選」，第二屆多了動畫，因為這個時代已經是圖像和影像的世代，所謂「有圖有真相」。同時培訓繪本志工，到災區六龜兩個學校新發國小和龍興國小，用繪本陪伴孩子三年。繪本志工曾經很興奮的分享：她們在國小講繪本，本來班級老師會在教室後面督課，同時忙著批改學生的作業，後來連老師都停下手邊工作，整堂課專注的聽著她們講繪本。我說：「這就表示你們已經成功了。」繪本不是只能給孩子看的圖畫書，透過圖畫和故事，可以產生對世間事務的理解和心靈的療癒，廣告詞說：「想像力就是你的超能力！」

3. 對於死亡這件事，沒有人可以經驗分享。請舉基金會每年生命教育繪本競賽中，您印象較深刻的本土生命繪本故事？

我從民國84年9月在花蓮慈濟醫院籌備安寧病房，隔年85年8月開設心蓮病房，正式從事「安寧療護」服務，包括安寧病房和安寧居家療護。起先醫院發給我公務用的「嗶嗶叩」，後來才有手機，但是醫院沒有發「公務手機」。我是自己申辦手機，然後把我的手機號碼留給末期病人和家屬，告訴他們：我24小時都開機，有任何問題都可以隨時打電話給我。我覺得：我的手機號碼對末期病人和家屬而言，大概像是「護身符」一樣可以讓人安心。之後乾脆在演講安寧療護時，直接公告我的手機號碼：0955-784-748，把個人手機號碼當成24小時開機的「安寧諮詢專線」。

後來甚至公告在部落格和臉書，我都誇口說：「全台灣的醫師敢公開手機號碼，而且還是24小時開機的，大概只有我而已！」早期我曾經和比較熟識的末期病人半開玩笑地相約：「你將來到另一個世界之後，如果方便的話就打手機給我，告訴我另一個世界到底是怎樣，萬一不方便，就傳個簡訊給我。」可是到如今已經過去大約四分之一世紀，我從來沒接收過從另一個世界打來的電話或傳來的簡訊，因此我沒辦法告訴你另一個世界到底是怎樣！

我在高雄醫學大學開設通識選修的「生死學與生命關懷」課程，到現在已經九年，總共開課十五個學期，也就是十五回

合,我知道:死亡觀念的建立是在6歲到12歲,在台灣就是國小階段,因此很適合用繪本來談論死亡議題。高雄市張啓華文化藝術基金會過去在培訓繪本老師,用繪本去跟孩子談論死亡議題時,發現很難找到適合本土文化的繪本,因為外國人不會畫我們本土文化裡面的「孟婆湯」和「奈何橋」。於是從「八八水災」那年、民國98到101年、西元2009到2012年,我們總共舉辦四屆「本土生命繪本暨動畫創作徵選」,有很多優秀的得獎繪本作品。

我持續思考著要如何發揮「連鎖效應」,高雄市張啓華文化藝術基金會從民國106年開始,向高雄市文化局申請補助「本土生命繪本」印刷費用,官方開放申請的計劃案是每4個月為一期,我們連續七期通過補助申請,雖然經費不多,但是目的是要推廣宣導。我們陸續印製「本土生命繪本」系列,兩年多共七本,包括:《阿公打暗號》、《今生與來世之間》、《再見,環環!》、《紅豆牛奶冰棒》、《生之鑰》、《山魂》和《禮物,給我愛的你》。

採用市面上繪本的精裝外殼每本成本會多一百元,為了節省印刷費用,決定捨棄精裝而改為平裝本。每本繪本都在故事最後附上導讀文章,而且封底有提供QRcode,掃描可上網觀賞動畫和志工說故事,第一本《阿公打暗號》比較特別,另外還有話劇和廣播劇。一方面,我去演講時可以順便義賣,讓基金會有經費可以繼續進行推廣,現在義賣一套七本只要三百元。另方面,家長如果覺得自己來講繪本有困難,可以直接播放動畫或志工說故事給孩子看,這樣讓家長比較省事,使用率就會比較高。

這七本得獎作品是我們基金會同仁票選最有感覺的,所以優先製作成繪本。其實我本來想繼續製作,累積到十本或十二本,再做一個盒子裝起來,變成「本土生命繪本」系列套書,不過因為基金會在2019年暫停各項活動,就只能做到第七本。我在演講「本土繪本與生死教育」主題時,會播放動畫版,大家比較喜歡看動畫,可惜今天聽眾只能收聽我講繪本故事,然後自己在腦海裏面想像畫面。演講時間夠用就會播映大約十分鐘的:第一本《阿公打暗號》和第三本《再見,環環!》,時間短的就播放三分鐘的第二本《今生與來世之間》。我很喜歡這本《今生與來世之間》。

　　4. 您認為這些藝術創作、繪本讀物可以為臨終者帶來什麼？如果談效果,臨床上你認為這些藝術作品的幫助是什麼？

　　我當醫師已經三十二年,從事安寧療護已經二十八年,加上身為家醫科專科醫師的臨床經驗發現:老一輩的年長病人很難表達心情或情緒,有時候會用相對模糊的身體症狀,例如頭暈目眩、腰酸背痛等,來暗示心情或心事。我認為:藝術創作與欣賞是超越語言文字的抒發與接納。孩子認識人類世界,是從圖畫書和圖像開始,圖畫書在日本稱為「繪本」,慢慢進展到文字書,市面上和出版界有所謂的「橋梁書」,就是介於圖畫書和文字書之間。繪本中有一類完全沒有文字的純圖畫書,就是看圖說故事,每個人都可能看出和別人不同的故事。

繪本是充滿想像力的世界，我這個年紀的人，在小時候看漫畫書會被大人禁止，於是只能偷偷的看。我四十歲有了兒子之後，開始買繪本和漫畫書，我先看完就給他看，在他還不會說話的時候，就開始每天晚上講繪本給他聽，這是溫暖的親子陪伴時光。我因為想要陪伴兒子長大，因此買了而且看過兩、三千本繪本，現在我兒子已經讀高二，將來他可能會忘記我講過什麼繪本故事，但是應該會記得小時候爸比曾經抱著他講繪本給他聽的陪伴時光。繪本可以當成很好的陪伴媒介，而且老人家視力退化，看一般的書籍字體太小很吃力，而一般繪本文字的字體通常很大。

我認為：在這個快速老化的台灣，出版界應該要多出版「大字本」的書籍，畢竟視力清楚能看小字的年輕世代，已經不大看書，都在滑手機上網，或是閱讀電子書，而像我這樣「開卷有益」和「手不釋卷」的「讀書人」，不習慣在電腦螢幕上閱讀的上一代，都已經進入老化和視力退化的年齡。

我都說：我是被美術老師給教壞的！聽說我民國69年進去讀雄中（高雄中學）之前，雄中學生會因為美術不及格而留級，這是老校長對於「德、智、體、群、美」五育並重的堅持。好像在我進雄中時剛好換校長，於是美術最低分只能給60分，而我就是經常拿到最低分，我都說：全班以我為標準往上加分。所以我現在害怕提筆畫畫，因為會聯想到要被打分數。我們有一屆「全國安寧療護繪畫比賽」，邀請我以前讀雄中時的美術老師，現

在是高雄知名畫家洪根深老師來當評審，我開玩笑地向他自首：「老師，我以前在雄中的美術課，你都只給我60分，我現在卻擔任文化藝術基金會的執行長。」

我認為：「美育」應該是教育孩子欣賞美好的事物，而不是把孩子的藝術創作拿來打分數做比較。我們在安寧療護強調「尊重自主權與個別差異」，每個人活在世上有他獨特的風格和美感，是不應該也無法區分高下的。我過去常說：「安寧療護最迷人的地方，就在於沒有標準答案，因為標準答案是在病人身上。」美好的事物應該可以讓健康者和臨終者得到不同的體驗，但是卻因此對於末期病人和家屬都同樣有用，雖然是不同的有用。

因此，你問：「藝術創作」可以為臨終者帶來什麼？可能就如同我問：「清風明月」可以為健康者帶來什麼？答案是：因人而異，「如人飲水，冷暖自知」，隨著個人的生命經驗累積，而有不同的感受和領悟。可是，如果我們不提供繪本故事和藝術欣賞，末期病人最後的生命時光，可能就像「烏雲蔽日」，完全沒有機會讓「清風明月」引發他內心的悸動，讓他失去在生命最後階段獲得心靈療癒的各種可能。

許禮安112-04-22（六）亥時本題完稿/台中谷關松風谷露營雨暫歇

# 推廣安寧療護的初衷與夢想

## 醫護教育與人文陶養

1. 請問為什麼當初會推廣安寧療護呢?

簡單的說:當初是因為我在實習醫師(台北馬偕醫院和淡水分院,民國79-80年)和家醫科住院醫師(花蓮慈濟醫院,民國82-84年)的階段,所做的急救(CPR心肺復甦術)都失敗!於是自己不免要開始思考:如果在我手上的病人註定都救不回來,我還要繼續折磨他們嗎?還是可以放手讓他們好走呢?剛好花蓮慈濟醫院打算開設安寧病房,內定由家醫科負責,家醫科王英偉主任指派我負責籌備。

於是我在民國84年8月,被外派台大醫院「6A緩和醫療病房」(民國84年6月設立,當初負責的主治醫師邱泰源醫師,後來變成民進黨不分區立法委員,今年5月20日將就任衛生福利部部長)受訓一個月,回花蓮慈濟醫院籌備一整年,終於在民國85年8月成立「心蓮病房(安寧病房)」。我在歷經「八年抗戰」努力之後,民國93年6月因「理念不合(院方說詞)」而被迫離職,那個病房如今還在,後年暑假將滿三十週年。我當年曾經在慈濟靜思

精舍對眾多師父們發願:「我要在安寧療護待三十年!」雖然後來被迫離開安寧病房,轉而從事「安寧療護」的學校教育與社會教育,轉眼到明年暑假就已經三十年滿願!

2. 目前台灣的安寧療護有哪些可以改進的地方?(從政府端或民眾端,對不同國家安寧療護的想法,台灣可以怎麼融合和改善等)

我認為:「安寧療護」服務的「數量」與「品質」都需要快速增加與加強!

台灣2022年光是死於癌症就將近五萬兩千人,2022年死亡人口的二十萬八千多人當中,估計至少有十五萬人是屬於「拜託不要繼續折磨他,讓他好好地走」,適用「安寧療護」服務的末期病人。全台灣登記安寧病床總數不到一千床(915床),實際運作可能只有一半,但是全台灣呼吸器病床遠超過一萬床。因此我常說:「你將來被插管接呼吸器的機會,是住進安寧病房的二十倍!」

我說:必須提出需求才能夠刺激供給!如果民眾不知道有「安寧療護」服務可以選擇,就會誤以為必須或被迫插管接呼吸器進加護病房;醫院管理高層不覺得有設立「安寧病房」的需求,當然不會設置與供給。再者,醫界認為「安寧病房」是「賠錢貨」,頂多只會應付評鑑規則而勉強達到最底限的設置。我常說:「假如安寧病房會賺錢,甚至可以賺大錢,我就不需要這麼

辛苦地去宣導,因為長庚醫院搞不好整棟大樓都會改成安寧病房!」

歐美和日本都是獨立的「安寧院」,台灣截然不同的是:在醫院裡面設置「安寧病房」,因此受限制於醫院的管理規定。台中「佛教正德醫院」號稱是全台灣第一、亞洲最大的「安寧專科醫院」,全院90床都必須是安寧病床。它在「新冠肺炎」疫情之前啟用,已經營運約四年半,卻在官方登記915床當中只占4床而已!我最近不客氣地說:「以這樣的進度,要看到它開滿90床,大概到你死之前都沒機會!」讀者請注意:如果你對「安寧療護」資源漠不關心、毫不在意、一點貢獻都沒有,未來當然不夠資格享受到任何一絲絲的好處!

3. 如何讓家屬接受和學習對親人放手,要如何在工作中提供支持和安慰給病人及家屬?

我認為:大家在身體還健康、意識還清醒的時候,就應該趕快去進行我常說的:「臨終三件大事:交代後事、完成心願、了結心事!」才不會像我們過去在第一線經常看到:末期病人和家屬毫無心理準備,我用成語形容是:「驚慌失措、手足無措、手忙腳亂、六神無主、像熱鍋上的螞蟻、像無頭蒼蠅一樣!」今生必然要面臨「生離死別」,告別需要練習,悲傷也需要練習,要知道「末期病人都希望不要繼續受折磨,家屬卻希望和親人常相左右」。家屬不肯放手的結果,只會讓自己的親人飽受折磨,等於

讓他在還活著時，就把他推入醫療體系「充滿病苦的地獄」當中受苦，一直到死為止！

我曾經寫過：「關懷是文化，陪伴是藝術。」我從醫界前輩賴其萬教授那裏學到一句話：「醫護人員最重要的人格特質是：對他人受苦的敏感度！」我常對醫護人員和醫護學生說：「我們之所以值得留下來繼續當醫護人員，正因為不忍心看著病人在受苦，而努力想要為他們再多做一點點。假如你可以眼睜睜看著病人在受苦而無動於衷，我勸你趕快改行，免得將來危害到成千上萬不幸被你遇到的病人和家屬！」我常說：醫護人員最重要的態度是「聞聲救苦」！這就是關懷與陪伴末期病人與家屬的基本態度。

4. 您最感到自豪的工作成就，以及專業發展的機會？

我民國85年8月在花蓮慈濟醫院開創「心蓮病房」，是台灣東部（宜、花、東）第一家安寧病房。現在想來可說是「傻人有傻福」，因為籌備開設安寧病房而多出主治醫師的職缺，當年沒有其他醫師想要來搶位子，我就成為該院家醫科首位直升的主治醫師。歷經八年抗戰的努力，讓它根基穩固，即使後來我被「開除」，至少可以自豪：早在將近三十年前，我就已經開設「安寧病房」！

台東聖母醫院的「安寧病房」叫做「恩典家園」，是我在花蓮慈濟醫院心蓮病房訓練的家醫科醫師（高醫學妹鄭醫師），和

心蓮病房開房元老護理師（簡秀鈺）去當護理長，兩人聯手開設台東第一個安寧病房。我們心蓮家族的夥伴都有能力去開設新的安寧病房，非常欣慰她們能夠出去「開枝散葉，遍地開花」，我則是自認「強將手下無弱兵」而「與有榮焉」！

被花蓮慈濟醫院開除的下個月，我93年7日轉進衛生署花蓮醫院擔任家醫科主任，努力一年半之後，95年2月再開辦我的第二個安寧病房。當年10月我被迫離職，被新來的院長給弄走，當時據說是「最短命」的安寧病房，只存在過9個月。台灣醫療改革基金會104年（2015年）1月公告：衛生福利部管轄27個醫院，只有3個安寧病房：桃園、台南、雙和！當大多數的部立醫院都還在混吃等死的時候，還不知道在哪裡輪迴或沉淪，我就已經開設安寧病房！有人還好意思說我「最短命」，殊不知這些部立醫院可都是「連命都沒有」，遠遠落後我十年啊！

民國97年元月，我因病離開待15年的花蓮回故鄉高雄，擔任高雄市張啓華文化藝術基金會執行長，民國95年（2006年）舉辦「第一屆全國安寧療護繪畫比賽」，直到108年（2019年）新冠肺炎疫情之前，共舉辦十四屆「全國安寧療護繪畫比賽」。民國97年（2008年）開始把得獎作品安排巡迴展覽的「安寧療護行動美術館」，直到108年（2019年）年底，總共12年展出五百場巡迴畫展。民國98~101年（2009~2012年）總共舉辦四屆的「本土生命繪本暨動畫創作徵選活動」，製作「本土生命繪本」7本一套。另外，還有舉辦四屆的「關懷陪伴徵文比賽」，出版4本得獎文章的

合集。

　　回到高雄之後，醫師成為副業，我的重要階段任務是「安寧療護與生死學」的社會教育，在張啟華文化藝術基金會開設各類課程，到各大醫院、各級學校、各種宗教與社會團體等，去演講「安寧療護」的各種主題。從民國97~112年，我的個人演講場次成果：16年總計3,291場（平均每年超過兩百場），總時數9,421.5小時（平均每場次約三小時），總人次145,141人次，總人時數（各場的人次乘以時數加總）356,861人時。我設定今年（113年）的目標：完成三千五百場演講與總時數超過一萬小時！

　　5. 安寧田園社區是個很好的構思，經過這些年您有什麼新的想法嗎？

　　我寫過文章〈安寧田園社區的夢想〉，我從民國96年春天在花蓮的報紙媒體提出「安寧田園社區」，就一直都還是我的夢想。我常說：「我贏過大多數人的一件事就是：我還一直堅持走在朝向夢想的路上！因為大多數人都早已屈服於殘酷的現實處境，遺忘與失落自己曾經有過的夢想！」我並不想讓全台灣的「安寧田園社區」，像便利商店一樣的「統一」，只有一種樣子，這樣未免太過單調和無聊。「安寧療護」一向強調「尊重自主權與個別差異」，而且根據「生物多樣性原則」，我認為：「安寧田園社區」絕對不會而且不應該只有我想像的唯一構思。

我都說:「你目前的身分地位都只是暫時借用的,我們都有一個最真實的身分,就是:有一天我會成為家屬,我的親人會走到末期,最後我自己會成為末期病人!」未來我們自己需要或想要得到的服務與場所,如果你現在不努力去提供與實現,將來等到你需要的時候,得不到就只是理所當然地剛好而已!何況我構想的「安寧田園社區」,或許不是你需要與想要的服務樣貌,因此,每個人都必須努力去創造自己夢想中的「安寧田園社區」!

6. 我們是醫學大學的學生,您覺得我們可以怎麼發揮我們的身份,對安寧醫療有更多了解和幫助?

我近幾年的「安寧療護」演講經常引用的幾句名言:

英國神學家威廉・巴克禮(William Barclay)說:「人的一生中有兩個大日子:你出生那天,以及明白你為何而生的那一天。」多數人只知道自己的生日,但是到死都不知道自己為何而生?我一直認為:每個人來到這個世間,必然帶著某種任務或使命而來。你應該要趁早找到自己的天命,然後不計苦樂都要趕快去完成,才值得你來人間走這一趟!

美國作家蓋瑞・高斯坦(Gary W. Goldstein)說:「你唯一能改變的是你自己,但往往那就足以改變一切。」我很早就發現:要改變一整個世代的觀念,至少要花三十年的時間。因此我從來不急著看到結果,要先努力三十年後再來驗收成果。但是,

現在不開始，就永遠不可能改變！你必須從自己開始改變，願意去學習「安寧療護與臨終關懷」，為自己必然的將來預作準備，然後願意與親朋好友分享討論安寧療護理念與生死觀念，這就是最好的開始。

我出版過將近二十本書，絕大多數和「安寧療護與生死學」相關，光是絕版的書就已經超過十本。我在網路「有土伯（youtube）」有數十小時的演講影片，我繼續開辦網路課程和接受邀約到處去演講。你只要願意閱讀和觀看，然後透過「自媒體」的力量，幫忙轉貼轉傳分享給親朋好友，就已經是對安寧療護最大的學習與幫助。

我都說：「你所在的世界，必須因為有你在而變得更好，這樣你才有存在的意義和價值！假如你所在的世界，沒有因為有你在而變得更好，反而是變得更壞，那你不如趁早自我了斷，免得危害與污染這個世界！」

許禮安113-05-04（六）文藝節/午未申時完稿/高雄安居

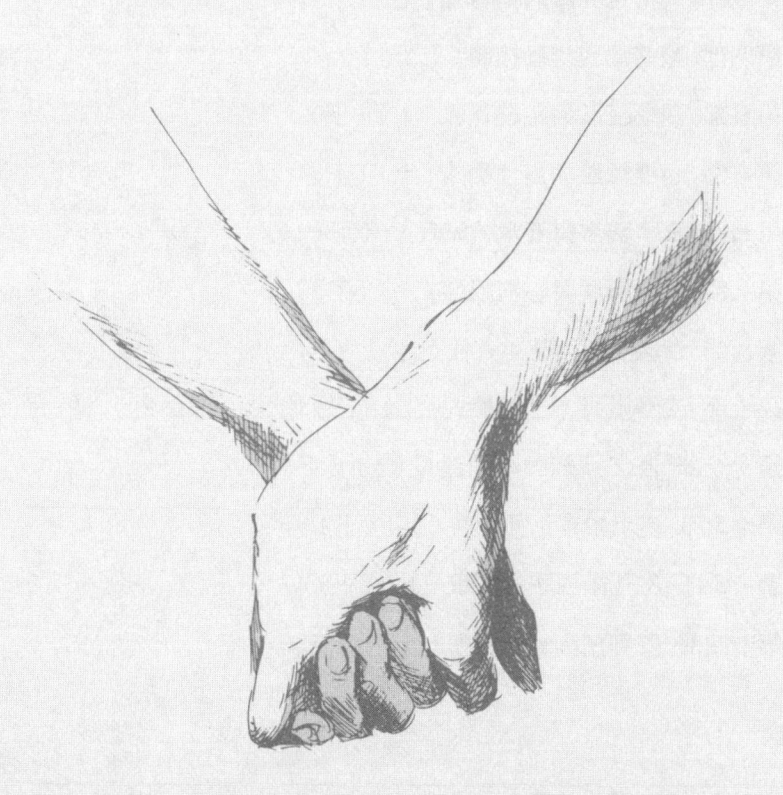

附錄

## 附錄一

這是一個「自主學習」和「終身(生)學習」的年代!

我們總有一天會活到生命末期,禮安邀您趁早學習「安寧療護」!

天龍只有八部,禮安演講的「安寧療護生存美學」系列有十四部!

總共十四個主題,分成上、下集各一小時,存起來可以慢慢觀賞!

千佛山視訊中心【安寧療護生存美學】網路專題講座

講師:許禮安 醫師:二十八集全部(安寧十四部上下集各1小時)

觀看請點我:https://pse.is/4guewy

第一部　從安寧療護到生死教育(上)(下)

第二部　安寧療護與病人自主(上)(下)

第三部　病情世界談病情告知(上)(下)

第四部　整體痛與疼痛控制(上)(下)

第五部　瀕死症狀與臨終徵象(上)(下)

第六部　心理反應與靈性需求(上)(下)

第七部　安寧病房與安寧居家(上)(下)

第八部　悲傷關懷與心理陪伴(上)(下)

第九部　帶病生活與基本人性(上)(下)

第十部　安寧療護本土化模式(上)(下)

第十一部　志工須知與心理建設(上)(下)

第十二部　本土繪本生死教育(上)(下)

第十三部　生死學與生命關懷(上)(下)

第十四部　安寧田園社區的夢想(上)(下)

附錄二：

民國97-113年度 個人安寧療護演講總整理

| 年度 | 總場次 | 總時數 | 總人次 | 總人時數 | 補註 |
|---|---|---|---|---|---|
| 97 | 150 | 410.0 | 11,075人次 | 25,175人時 | 2月任職 |
| 98 | 268 | 649.0 | 12,350人次 | 24,890人時 | |
| 99 | 208 | 520.0 | 11,210人次 | 23,420人時 | |
| 100 | 208 | 580.0 | 10,176人次 | 25,648人時 | 安寧週 |
| 101 | 170 | 489.0 | 9,770人次 | 24,560人時 | |
| 102 | 273 | 772.0 | 13,840人次 | 34,340人時 | 7月安寧月 |
| 103 | 212 | 637.0 | 8,977人次 | 23,971人時 | |
| 104 | 203 | 632.0 | 9,930人次 | 22,620人時 | |
| 105 | 211 | 656.5 | 7,734人次 | 20,429人時 | |
| 106 | 240 | 720.0 | 8,233人次 | 20,760人時 | |
| 107 | 233 | 822.0 | 8,446人次 | 24,723人時 | |
| 108 | 242 | 811.0 | 9,391人次 | 32,379人時 | |
| 109 | 153 | 368.5 | 6,670人次 | 12,512人時 | 停課/疫情 |
| 110 | 103 | 272.5 | 3,703人次 | 7,932人時 | 疫情/三級 |
| 111 | 211 | 550 | 7,494人次 | 17,852人時 | 網路開課 |
| 112 | 206 | 532 | 6,142人次 | 15,660人時 | 網路開課 |
| 113 | 215 | 546 | 5,806人次 | 14,897人時 | 網路開課 |

17年總計，共3,506場，總時數9,967.5小時，總人次150,947人次，共371,758人時
費用：免費！（歡迎自由捐款贊助課程）。
捐款帳戶：（006）5735-871-310708（合作金庫鳳松分行）。
戶名：財團法人高雄市張啓華文化藝術基金會。（轉帳後請告知）
張啟基金會開立捐款收據，感謝贊助安寧療護與生命教育課程。

【註1】這裡僅列入許禮安個人演講，未加入張啓華基金會主辦課程邀請其他講師的成果統計。111年9月17日完成三千場（剛好在台東遇到地震）！
【註2】「總人時數」是以每次演講的「人數」乘以「小時」，加總所得的數字。
【註3】許禮安自民國97年2月任職執行長迄今。100年7月舉辦「安寧週」活動，102年開始「全國七月安寧月」系列活動。114-02-05突破一萬小時！
【註4】民國108年底，張啓華基金會決定自109年起暫停主辦課程活動，然後疫情開始。109和110年只有許禮安醫師接外面演講，受疫情影響而場次銳減，每場人數受限，創歷年新低！111年開始網路開課，展開看不見的影響力！
【註5】114年度目標：超過220場！超過560小時！

許禮安114-02-05（三）巳時整理/高雄市張啓華文化藝術基金會

# 許禮安醫師簡歷

男。54年9月6日高雄市出生。花蓮行醫15年。

目前暫居高雄市。屏東行醫16年。

現任：

高雄市張啟華文化藝術基金會 執行長（97年2月迄今）

衛生福利部屏東醫院 家醫科兼任主治醫師（98年4月迄今）

台灣安寧照顧協會 理事（90年5月~96年6月/98年6月~115年12月）

高雄醫學大學〈生死學與生命關懷〉/〈安寧療護身心靈陪伴〉兼任講師（103年2月~108年1月/108年8月~110年1月/110年8月~111年1月/111年8月~112年1月/112年8月~114年8月）

北高雄社區大學兼任講師（111年8月～114年8月）

彰化社區大學兼任講師（114年3月～114年7月）

專長：

家庭醫學專科醫師（家專醫字第003958號）

安寧緩和醫學專科醫師（安醫專字第043號）

學歷：

高雄醫學院醫學系醫學士（80年6月）

東華大學族群關係與文化研究所社會科學碩士（94年6月）

經歷：

國防部陸軍第八軍團司令部少尉軍醫官兼法醫官（80年10月～82年6月）

花蓮慈濟醫院家醫科住院醫師及心蓮病房主治醫師（82-7-1～93-6-30）

慈濟大學臨床講師、東華大學兼任校醫、安寧療護品質保證計畫訪查委員

行政院衛生署花蓮醫院家醫科主任（93-7-14～95-10-18）

花蓮北國泰聯合診所家醫科主治醫師（95-10-19～97-1-12）

花蓮縣醫師公會　理事（95年12月～97年4月）

屏東美和科技大學　兼任講師（96年9月～99年6月）

社團法人台灣世界愛滋快樂聯盟　理事（100年8月～103年8月）

高雄市第一社區大學　兼任講師

高雄醫學大學/大仁科大/中華醫大/育英醫專/成大醫學院　業界協同教學講師

長榮大學應用哲學系【臨終關懷】兼任講師（108年2～7月）

大仁科技大學護理系在職班【安寧緩和療護】兼任講師（108年2～7月）

大仁科技大學【生命關懷與生死議題】兼任講師（109年8月～110年1月）

台灣安寧緩和醫學學會　理事（94年6月～98年6月/100年6月～106年7月/108年7月～111年10月）

**許禮安著作（已絕版）**

1. 《心手相蓮—安寧療護入門》慈濟醫院。85年8月開設心蓮病房只印600本。

2.《心蓮心語―安寧療護與生死學》慈濟道侶檀施文庫，87年8月。

《行職業展望》第13輯「醫護保健業」。行政院勞委會職訓局編印。89年11月。

3.《在心蓮病房的故事》海鴿文化，90年3月初版，91年5月再版。

4.《一個安寧醫生的手札―在心蓮病房的故事2》海鴿文化，91年5月。

5.《我還活著―在心蓮病房的故事3》海鴿文化，92年4月出版。

6.《蓮心安在―在安寧病房的故事4》海鴿文化，93年11月出版。

7.《病情世界的多重現象分析》東華大學族群關係與文化研究所碩士論文。94-6

8.《醫院的大小事―許禮安醫師的手記》海鴿文化，94年12月出版。

9.《許禮安醫師的家醫講座》海鴿文化，95年3月出版。

10.《橫跨生死長河》高雄市張 華文化藝術基金會。碩士論文96年1月出版結緣。

11.《生死關懷的100個小故事》海鴿文化。104年3月初版。

12.《我對安寧療護的顛覆思考與經驗談》海鴿文化。106年12月初版。

13.《許醫師，有沒有可以學習怎樣活得健康的書》海鴿文化。108年7月初版。

14.《我們只是暫時還沒死》海鴿文化。110年2月初版。

## 許禮安近年著作（義賣中）

1. 《人生，求個安寧並不難》。華成圖書。102年8月出版。
簡體版。馬來西亞大眾書局。2013年11月馬來西亞新加坡發行。
2. 《那些菩薩給我們的故事—安寧療護故事集》海鴿文化。102年9月。
3. 《安寧療護的100個小故事》海鴿文化。103年6月初版。
簡體版。馬來西亞大眾書局。2014年7月馬來西亞新加坡發行。
4. 《許禮安談生說死》海鴿文化。105年10月初版。
7. 《活著的權利—安寧療護全方位學習》張　華文化藝術基金會109年12月出版
9. 《安寧緩和療護》。華杏。101年1月出版。107年2月第二版。112年5月第三版！

## 許禮安近年論文

1. 對安寧療護臨床心態的現象考察。台灣大學「2011第七屆生命教育學術研討會」2011-9-30/10-2會議論文。
2. 安寧療護臨床心態的現象考察之二—安寧療護的本土化模式。東華大學「荒蕪年代的栽種—余德慧教授紀念學術研討會」2013-09-07/08會議論文。
3. 悲傷關懷與陪伴—以余德慧教授著作及安寧療護臨床經驗為例。南華大學「第十一屆現代生死學理論建構學術研討會」2014-6-26/2會議論文7。
4. 健康教育在社區大學與樂齡學習領域之探討。台灣師範大學「高齡化社會、社區學習與社會資本研討會」2014-12-13會議論文。
5. 生命教育在社區大學與樂齡學習領域之初探。國立台北護理

健康大學「2015年兩岸大專校院生命教育高峰論壇」2015-5-1海報論文。

6. 從家庭醫學觀點探討生命關懷與生死教育—以余德慧教授著作及個人生死教育教學經驗為例。樹德科技大學通識教育學院「生命教育學術研討會」2015-09-26會議論文。

7. 大學通識教育與生死教育。樹德科技大學「2016通識教育研討會」2016-05-27專題演講論文。

8. 結合銀髮志工、老人長照與末期安寧的「安寧田園社區」概念。長榮大學2016年「『長照、托育暨就業』三合一照顧體系之整合」研討會2016-10-28會議論文。

9. 從「臨死覺知」探查「死後存在」—以安寧療護臨床經驗為例。台灣大學2017年第十三屆生命教育學術研討會2017-10-22會議論文。

10. 從「無效醫療」與「健康食品」談起—安寧療護與生死學的思考推論。2018-06-05投稿審查未通過，部落格自行發表。

11. 我對安寧療護的顛覆思考—安寧療護與生死教育的另類思考。2019-10-06台灣安寧照顧協會「2019年安寧療護學術研討會」專題演講。2019-12-26部落格發表。

12. 結合藝術行銷與安寧療護的生存美學社會教育—安寧療護行動美術館。2020-03-15投稿大綱通過，全文審核未過。部落格自行發表。

13. 生死學與生死教育的網路新聞分析。南華大學2020年第十六屆現代生死學理論建構學術研討會2020-06-06口頭報告論文。

14. 疫情考驗下的生死教育與生命思考。南華大學2020年第十七屆現代生死學理論建構學術研討會2020-12-05口頭報告論文。

15. 醫療照護現場違反生命倫理的現況與省思。未投稿。2021-12-31自行發表。

16. 對「善終」與「以病人為中心」的省思。未投稿。2022-12-28自行發表。

17. 許禮安關於「安樂死」的思考。未投稿。2023-12-26自行發表。

18. 安寧療護的困境與思考。未投稿。2024-12-25自行發表。

**論文收錄與教科書改版**

1. 《人文臨床與倫理療癒》余安邦主編。五南2017年11月出版。〈對安寧療護臨床心態的現象考察—安寧療護的本土化模式〉（195-211頁）

2. 華杏《臨終與生死關懷》第7章〈臨終關懷的倫理議題〉（單篇著作改版）：2018年2月二版。

3. 《創新與傳承：大學生命教育課程規劃與教學實務》。共45章，心理出版社2021年7月初版。我寫第36章〈你要抱著必死的決心來選修這門課：高雄醫學大學「生死學與生命關懷」教學經驗〉。

4. 《家庭醫師臨床手冊》第五版。台灣家庭醫學醫學會編印。111年7月第五版。單元97〈安寧居家療護〉（744-748頁）（單篇著作改版）。

5. 華杏《安寧緩和醫療》教科書。107年2月二版。共20章，我寫9章。

112年5月第三版。共20章，我寫11章。

許禮安醫師演講：【非死不可—安寧療護與生死學】網路播映：

電視台播出3場次，網路收看總人次超過80萬人次。

Youtube【人文講堂】2017-03-03。觀看次數149,135人次（112-08-16）

https://www.youtube.com/watch?v=XKxtHIc4BF4

Youtube【每個人都非死不可】。觀看次數794,664人次（109-11-25）

https://www.youtube.com/watch?v=AJy7AJka2K8&t=7s（目前已無法觀看）

許禮安手機（安寧諮詢專線，24小時開機）：0955-784-748

許禮安e-mail：an0955784748@yahoo.com.tw 或 an0955784748@gmail.com 均可收到。

臉書「許禮安」

https://www.facebook.com/profile.php?id=100001088998048

臉書粉絲專頁：【許禮安的安寧療護與家醫專欄】

https://www.facebook.com/profile.php?id=100069865688118

# 海鴿 文化出版圖書有限公司
Seadove Publishing Company Ltd.

| | |
|---|---|
| 作者 | 許禮安 |
| 美術構成 | 騾賴耙工作室 |
| 封面設計 | 南洋呆藝術工作室 |
| 發行人 | 羅清維 |
| 企畫執行 | 林義傑、張緯倫 |
| 責任行政 | 陳淑貞 |

青春講義 134

保證把病人醫死的醫生，
竟然還做了三十年

| | |
|---|---|
| 出版 | 海鴿文化出版圖書有限公司 |
| 出版登記 | 行政院新聞局局版北市業字第780號 |
| 發行部 | 台北市信義區林口街54-4號1樓 |
| 電話 | 02-27273008 |
| 傳真 | 02-27270603 |
| e-mail | seadove.book@msa.hinet.net |

| | |
|---|---|
| 總經銷 | 創智文化有限公司 |
| 住址 | 新北市土城區忠承路89號6樓 |
| 電話 | 02-22683489 |
| 傳真 | 02-22696560 |
| 網址 | www.booknews.com.tw |

| | |
|---|---|
| 香港總經銷 | 和平圖書有限公司 |
| 住址 | 香港柴灣嘉業街12號百樂門大廈17樓 |
| 電話 | （852）2804-6687 |
| 傳真 | （852）2804-6409 |

| | |
|---|---|
| CVS總代理 | 美璟文化有限公司 |
| 電話 | 02-27239968  e-mail：net@uth.com.tw |

出版日期　　2025年06月01日　一版一刷

定價　　　　320元
郵政劃撥　　18989626　戶名：海鴿文化出版圖書有限公司

---

國家圖書館出版品預行編目資料

保證把病人醫死的醫生,竟然還做了三十年／許禮安作.--
一版.--臺北市：海鴿文化，2025.05
面；　公分. －－（青春講義；134）
ISBN 978-986-392-564-4（平裝）

1. 安寧照護　2. 生命終期照護　3. 通俗作品

419.825　　　　　　　　　　　　　　　114004559

Seadove

Seadove

Seadove

Seadove